Somatische Differenzialdiagnosen psychischer
Symptome im Kindes- und Jugendalter

Nico Charlier

Somatische Differenzialdiagnosen psychischer Symptome im Kindes- und Jugendalter

Unter Mitarbeit von Hans Willner

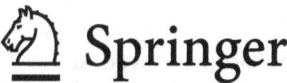 Springer

Nico Charlier
Berlin
Deutschland

ISBN 978-3-662-48775-4   ISBN 978-3-662-48776-1 (eBook)
DOI 10.1007/978-3-662-48776-1

Die Deutsche Nationalbibliothek verzeichnet diese Publikation in der Deutschen Nationalbibliografie; detaillierte bibliografische Daten sind im Internet über ► http://dnb.d-nb.de abrufbar.

Umschlaggestaltung: deblik Berlin
Fotonachweis Umschlag: © katkov / iStock / Thinkstock
Satz: Crest Premedia Solutions (P) Ltd., Pune, India

Gedruckt auf säurefreiem und chlorfrei gebleichtem Papier

Springer-Verlag ist Teil der Fachverlagsgruppe Springer Science+Business Media
(www.springer.com)

Vorwort

Vor 3 Jahren sollte ich als Kinderarzt und Kinder- und Jugendpsychiater einen Vortrag vor angehenden Kinder- und Jugendlichenpsychotherapeuten über medizinische Grundlagen halten. Im Laufe dieses Kurses entstand das Skript, das die Grundlage zu dem vorliegenden Buch lieferte. Schnell zeigte sich, dass nicht nur die Verbindung zwischen somatischen und psychisch-psychiatrischen Symptomen enorm wichtig ist, sondern auch, dass es, was das Kindes- und Jugendalter betrifft, kaum entsprechende Literatur zu diesem Thema gibt. In kinder- und jugendpsychiatrischen Lehrbüchern werden meist nur die psychiatrischen Differenzialdiagnosen miteinbezogen, oder sie handeln das Thema der somatischen Differenzialdiagnose in kommentarlosen Tabellen ab. In den pädiatrischen Lehrbüchern zur Differenzialdiagnostik wiederum findet man sich als Kindertherapeut kaum zurecht, da das meiste für diese Fachgruppe nicht relevant ist.

Zudem berichteten viele Psychotherapeuten in Ausbildung, dass sie kaum medizinisches Grundwissen hätten, aber allesamt auf Evaluationsbögen und in Gesprächen dieses Thema als extrem wichtig einschätzten. Selbst Monate nach dem Kurs meldeten sich noch Ausbildungskandidaten und fragten mich nach dem Skript. Auch in der Klinik und in meiner oberärztlichen Tätigkeit stellte sich dieses »Zwischengebiet« als äußerst wichtig dar und alle profitierten von der wachsenden pädiatrisch-differenzialdiagnostischen Expertise. In den letzten Jahren meiner kinder- und jugendpsychiatrischen Arbeit konnte ich dadurch zahlreiche bisher nicht diagnostizierte somatische Erkrankungen bei mir vorgestellten Patienten finden und somit zur adäquaten Therapie beitragen.

Mit diesem Buch ist es doch tatsächlich gelungen, neben einer zeitintensiven oberärztlichen Tätigkeit einen meiner Ansicht nach überfälligen differenzialdiagnostischen Leitfaden zu verfassen. Darüber freue ich mich sehr!

Besonders herzlich bedanke ich mich an dieser Stelle bei dem Kinderarzt Dr. Hendrik Wohlleben, Frau Dr. Nilufar Karbalai und bei der Lektorin Frau Dr. Brigitte Dahmen-Roscher für die Unterstützung.

Schließlich möchte ich noch darauf hinweisen, dass ich aus Gründen der besseren Lesbarkeit in diesem Buch überwiegend das generische Maskulinum verwende. Dieses impliziert natürlich immer auch die weibliche Form!

Nico Charlier
Berlin, im Herbst 2015

Inhaltsverzeichnis

Serviceteil

Der Autor

Dr. med. Nico Charlier

Nico Charlier ist Facharzt für Kinder- und Jugendmedizin sowie Facharzt für Kinder- und Jugendpsychiatrie und Psychotherapie mit Ausbildung zum analytischen Kinder- und Jugendlichenpsychotherapeuten (VAKJP). Als Oberarzt ist er in der Klinik für seelische Gesundheit im Kindes- und Jugendalter am St. Joseph Krankenhaus in Berlin tätig und Dozent an mehreren Ausbildungsinstituten für Psychotherapeuten.

Einleitung

N. Charlier, *Somatische Differenzialdiagnosen psychischer Symptome im Kindes- und Jugendalter*,
DOI 10.1007/978-3-662-48776-1_1, © Springer-Verlag Berlin Heidelberg 2016

Kinder und Jugendliche, die psychisch erkrankt sind, werden von einem sehr vielseitigen multiprofessionellem Helfersystem betreut, therapiert, analysiert und diagnostiziert. Aufgrund der Komplexität und der fachübergreifenden Krankheitsbilder fällt es dabei häufig schwer, die verschiedenen Aspekte psychischer Erkrankung auf der einen Seite und somatischer Erkrankung auf der anderen Seite einzuschätzen.

Das Buch *Somatische Differenzialdiagnosen psychischer Symptome im Kindes- und Jugendalter* soll dem multiprofessionellen Helfersystem ein Leitfaden durch die möglichen somatischen Differenzialdiagnosen und die verschiedenen Symptome sein und bei nichtmedizinischen Therapeuten evtl. vorhandene Unsicherheiten beim Auftreten somatischer Symptome nehmen.

Zu den in diesem Buch angesprochenen »Helfern« gehören:

- Kinder- und Jugendpsychiater,
- Kinder- und Jugendlichenpsychotherapeuten,
- Musiktherapeuten,
- Kunsttherapeuten,
- Pädagogen,
- Lehrer,
- Ergotherapeuten,
- Logopäden,
- Sozialarbeiter,
- Einzelfallhelfer,
- Familienhelfer.

Hinzu kommen alle anderen, die mit psychisch und psychiatrisch kranken Kindern und Jugendlichen zusammenarbeiten und -leben.

Zusätzlich kann das Buch auch für Kinderärzte, die differenzialdiagnostische Überlegungen bei psychischen Symptomen anstellen wollen, nützlich sein. So habe ich Wert darauf gelegt, die psychischen und auch somatischen Beschreibungen der Krankheiten für die jeweils fachfremde Gruppe verständlich zu gestalten.

Die enge Verknüpfung zwischen Körper und Psyche wird einem beim Lesen des Buches wieder einmal bewusst. So ist es doch sehr schwierig, die psychischen Symptome als eindeutig psychisch zu beschreiben und somatische Symptome von psychischen abzugrenzen. Das Wissen über die unterschiedlichen Differenzialdiagnosen von Symptomen erleichtert dem Behandler, sich in dieser großen Thematik zurechtzufinden.

Das Buch ersetzt weder ein großes kinder- und jugendpsychiatrisches, noch ein pädiatrisches Lehrbuch. Es versucht die Differenzierung psychischer und somatischer Erkrankungen im klinischen Alltag zu erleichtern und Verbindung zwischen den einzelnen Fächern zu vereinfachen.

Da alle Kapitel von einem einzelnen Autor geschrieben wurden, zieht sich ein einheitliches Fachverständnis durch das Buch und alle Kapitel widmen sich den differenzialdiagnostischen Überlegungen und geben einen guten Einblick in die Erfahrung der Arbeit als Kinderarzt und als Kinder- und Jugendpsychiater mit psychoanalytischer Ausbildung.

Keinesfalls will ich den Anschein erwecken, dass alle Symptome somatischen Ursprungs sind. Dem ist selbstverständlich nicht so, allerdings ist dieses Buch den somatischen Erkrankungen mit ihren psychisch anmutenden Symptomen gewidmet.

Aufbau der Kapitel

Einer kurzen Darstellung der psychologisch-psychiatrischen Krankheitsbilder folgen jeweils die wichtigsten somatischen Differenzialdiagnosen. Aus Gründen der Didaktik gibt es zu jeder größeren Krankheitsgruppe Fallbeispiele, die entweder dem Bereich der psychischen/psychiatrischen oder der somatischen Erkrankungen zugehörig sind. Selbstverständlich sind auch »Mischbilder« möglich. Bei allen Fallbeispielen wurden die Namen und ggf. die biografischen Daten geändert.

Störung des Denkens (schizophrene Psychose)

N. Charlier, *Somatische Differenzialdiagnosen psychischer Symptome im Kindes- und Jugendalter*,
DOI 10.1007/978-3-662-48776-1_2, © Springer-Verlag Berlin Heidelberg 2016

Dieses Kapitel beschäftigt sich mit einem nicht einfach zu beschreibenden Symptom: einer Störung des Denkens. Da der Mensch an sich schon sehr unterschiedlich denkt, ist eine »Störung des Denkens« im ersten Moment gar nicht so leicht zu erkennen. Dennoch ist es durchaus möglich, eine psychiatrisch relevante Denkstörung so zu beschreiben, dass diese einheitlich als solche erkannt wird.

2.1   Psychisch-psychiatrische Erkrankung

Fallbeispiel 2.1: Wesensveränderte Jugendliche
Die 14-jährige Angelique stellte sich auf Initiative des Bruders vor. Sie sei zunehmend verändert, rede weniger und sei ein paar Tage zuvor nachts auf die Straße gegangen und von dort orientierungslos vom Bruder wieder in die häusliche Wohnung gebracht worden. Wie lange diese Veränderung schon bestand, konnte der Bruder nicht sagen. Der Vater sei unbekannt verzogen, die Mutter spreche kein Deutsch.
Auch im Gespräch mit dem Mädchen konnte man keine eindeutige Erklärung für das auffällige Verhalten eruieren. Angelique selbst konnte sich nicht mehr erinnern und zeigte sich durch die Fragen eher irritiert. Um den Beginn der Symptomatik genauer zu bestimmen, wurden die Zeugnisse angeschaut und es fanden Gespräche mit den Lehrern statt, allerdings konnte kein eindeutiger Zeitpunkt herausgefunden werden. Es schien so, als sei die Wesensveränderung schleichend über die letzten Jahre entstanden.
Diagnose: schizophrene Psychose

2.1.1   Formale Denkstörungen

Bei der formalen Denkstörung steht die »Form« der Gedanken im Vordergrund, und diese äußert sich in der Regel durch die Sprache. So wirken diese Patienten häufig zerfahren, nicht logisch denkend. Oft ist es so, dass dabei der Wortfluss bzw. der Gedankengang abreißt oder eine **Ideenflucht** auffällt. Im schlimmsten Fall kommt es zum **Wortsalat**. Der Sinn des Satzes ist völlig aufgelöst. Es werden nur noch einzelne Wörter aneinandergereiht. Auch gehört dazu der sog. **Konkretismus**: Dinge werden nur noch wörtlich verstanden (»die morgendliche Stunde hat doch keinen Mund und erst recht kein Gold!?«). Auch gehört **Manieriertheit** dazu, z. B. das Bemühen, nur reines Schriftdeutsch mit möglichst vielen Fremdwörtern zu sprechen. Zusätzlich werden oft auch ganz neue Wörter (**Neologismen**) gebildet (»das ist hier doch alles Psychodramoptik«).

2.1.2   Inhaltliche Denkstörungen und Ich-Störungen

Die inhaltliche Denkstörung ist leichter zu verstehen und zu erkennen. Wie der Name es schon sagt, ist sie durch eine Störung des Inhaltes gekennzeichnet. So sind die Inhalte der Gedanken übertrieben oder von falschen Vorstellungen bzw. von Fehlinterpretationen bestimmt. Dieser falsche Inhalt kann bis hin zum **Wahn** gehen. Dazu gehören Vergiftungswahn, Verfolgungswahn, Liebeswahn, Verstrahlungswahn und noch viele andere. Zu den Ich-Störungen gehören das Gefühl der subjektiven Fremdbeeinflussung und des Gedankenentzuges, sowie

▣ Tab. 2.1 Beispiele für inhaltliche Denkstörungen	
Vergiftungswahn	Die Infusion ist radioaktiv
Liebeswahn	Ich werde meine Therapeutin heiraten
Verstrahlungswahn	Der Dreck auf dem Boden ist radioaktiv
Verfolgungswahn	Die Hells-Angels sind hinter mir her

▣ Tab. 2.2 Beispiele für Ich-Störungen	
Subjektive Fremdbeeinflussung	Die Polizisten steuern mich
Gedankenentzug	Telefone saugen meine Gedanken auf
Personenverkennung	Der Pflegedienstleiter ist von der CIA

die Personenverkennung. In ▣ Tab. 2.1 und ▣ Tab. 2.2 sind Beispiele zum besseren Verständnis dieser Denkstörungen aufgeführt.

> **Patienten die eine schizophrene Störung des Denkens aufweisen, sind von der Wirklichkeit dieser Gedanken überzeugt.**

2.1.3 Halluzinationen

Halluzinationen sind Trugwahrnehmungen. Betroffene Menschen sind von der Realität dieser Wahrnehmungen überzeugt. Halluzinationen sind auf allen Sinnesgebieten möglich. Sogar das Temperaturempfinden, das Bewegungsgefühl und das Schmerzempfinden können betroffen sein. Am häufigsten treten akustische und optische Halluzinationen auf.

2.1.4 Plus- und Minussymptomatik

Inhaltliche Denkstörungen und Halluzinationen zählt man auch zu den **Plussymptomen**. Gleichwohl gibt es aber auch **Minussymptome** (Fallbeispiel 2.1). Diese deutlich schwerer einzuordnenden Symptome äußern sich durch
- Sprachverarmung,
- Verlangsamung,
- Verlangsamung des Denkens,
- sozialen Rückzug,
- Antriebsmangel,
- Apathie bis hin zur völligen Zurückgezogenheit.

2.1.5 Diagnosestellung nach ICD-10

Nach der ICD-10 müssen für die Diagnose einer Psychose mindestens 1 Symptom von Gruppe A und mindestens 2 Symptome der Gruppe B während der meisten Zeit innerhalb eines Monats bestehen (Dilling et al. 2013).

Gruppe A
- Gedankenlautwerden (echoartiges Hören der eigenen Gedanken)
- Gedankeneingebung (eigene Gedanken werden als von außen eingegeben erlebt)
- Gedankenentzug (z. B. der Teufel raubt die eigenen Gedanken)
- Gedankenausbreitung (der Patient erlebt, dass Gedanken von ihm auf andere Personen übergehen können)
- Kontrollwahn (das Gefühl, kontrolliert zu werden)
- Beeinflussungswahn (das Gefühl, beeinflusst zu werden)
- Wahnwahrnehmung (einer realen Wahrnehmung wird eine nicht existente Bedeutung zugeordnet)
- Gefühl des Gemachten (das Gefühl, das eigene Erleben sei von außen beeinflusst)
- Kommentierende oder dialogische Stimmen
- Bizarrer Wahn (z. B. mit Außerirdischen in Verbindung zu stehen)

Gruppe B
- Anhaltende Halluzinationen jeder Sinnesmodalität
- Neologismen (▶ Abschn. 2.1.1)
- Gedankenabreißen
- Zerfahrenheit
- Katatone Symptome wie Haltungsstereotypien und wächserne Biegsamkeit, Mutismus
- Stupor
- Negativismus
- Minussymptome, wie Apathie, Sprachverarmung, Affektverflachung

2.1.6 Formen der Schizophrenie

Der Grundbegriff Schizophrenie wurde 1911 erstmals von Eugen Bleuler (1857–1939) eingeführt. Dabei wurden die unterschiedlichen Grundsymptome und akzessorischen Symptome unterteilt. Die oben aufgeführte Einteilung in Gruppe A - und Gruppe B –Symptome, die in der ICD-10 aufgenommen sind, vereinen die ursprünglichen Einteilung von Bleuler mit den Erst- und Zweitrangsymptomen von Kurt Schneider.

ICD-10: Einteilung der Schizophrenien
- F20: Schizophrenien
  - F20.0: paranoide Schizophrenie
  - F20.1: hebephrene Schizophrenie
  - F20.2: katatone Schizophrenie
  - F20.3: undifferenzierte Schizophrenie
  - F20.4: postschizophrene Depression
  - F20.5: schizophrenes Residuum (F20.5)
  - F20.6: Schizophrenia simplex (F20.6)
- F21: schizotype Störung

- F22: anhaltende wahnhafte Störung
- F23: vorübergehende akute psychotische Störungen
- F24: induzierte wahnhafte Störung
- F25: schizoaffektive Störung

Insgesamt ist die Schizophrenie eine Erkrankung mit einer Lebenszeitprävalenz von ca. 1%. Dabei ist die Verteilung so, dass der Häufigkeitsgipfel bei Männern eher mit 24 Jahren und bei Frauen mit 27 Jahren angegeben wird (Clark u. Lewis 1998). In den letzten Jahren wurde auch zunehmend beschrieben, dass die Erstmanifestation der Schizophrenie bei ca. 20 % der Patienten vor dem 20. Lebensjahr beginnt (Haefner et al. 1994).

Schizophrenien mit einem sehr frühen Erkrankungsbeginn vor dem 13. Lebensjahr werden als »very early onset« bezeichnet und haben eine geschätzte Prävalenz 1,9/100.000 (Burd u. Kerbeshian 1987). Allerdings ist zu beachten, dass es in mehr als 75 % der Fälle eine prodromale Phase gibt, die im Schnitt 5 Jahre andauert. In den letzten Jahren gab es deshalb auch verstärkt Bemühungen, diese Vorstufe zeitiger zu diagnostizieren, um evtl. den Krankheitsverlauf dadurch positiv beeinflussen zu können.

2.2 Somatische Differenzialdiagnosen

Fallbeispiel 2.2: Wesensverändertes 15-jähriges Mädchens
Ich werde zu einem Konsil in die Kinderklinik gerufen. In dem Patientenzimmer treffe ich auf die 15-jährige Maria. Bereits beim Hereinkommen grinst Maria mich an und scheint sich prächtig zu amüsieren. Ich begrüße das Mädchen und merke aber, dass eine Kontaktaufnahme nur schwer möglich scheint. Maria bekommt kaum mit, was ich sage. Plötzlich schaut sie ängstlich an die Decke, als habe sie dort irgendetwas erblickt, aber auch bei Nachfrage kann sie nicht genau beschreiben, was sie dort gesehen hat. Als Maria weiterhin nicht auf meine Fragen reagiert, wird die Mutter sauer auf ihre Tochter und schimpft, sie solle mir gefälligst antworten. Dann erzählt sie, dass sie alles nicht verstehe, denn noch vor 2 Wochen sei ihre Tochter ganz normal gewesen. Maria gehe auf ein Gymnasium und sei ein liebes Mädchen. Weder Drogen oder Alkohol spielten eine Rolle, noch sei irgendetwas Besonderes passiert. Kurze Zeit später ist Maria kaum mehr ansprechbar, erscheint schläfrig und delirant.
Diagnose: Anti-NMDA-Rezeptor-Enzephalitis

Fallbeispiel 2.3: Psychisch veränderte 14-Jährige
Im Rahmen eines Konsils für eine Kinderklinik wird ein 14-jähriges Mädchen vorgestellt. Das Mädchen ist hübsch und wirkt körperlich akzeleriert, eher wie 16 Jahre alt. Als Aufnahmegrund für die Kinderklinik berichtet sie, dass sie in letzter Zeit immer öfters neben sich stehen würde und sich nicht mehr konzentrieren könne. Es käme ihr selbst sehr merkwürdig vor. Sie würde beispielsweise an der Bushaltestelle stehen und bekäme plötzlich nichts mehr mit. Auch in der Schule seien ihre Leistungen deutlich schlechter geworden. Insgesamt ist sie sehr verunsichert und wirkt zeitlich mäßig orientiert. Sie weiß eigentlich gar nicht, ob es jemals anders gewesen ist, und fragt sich, ob sie jetzt endgültig verrückt geworden ist. Immerhin säße ja auch gerade ein Psychiater vor ihr.
Im Elterngespräch kann genauer eruiert werden, dass es einen plötzlichen Beginn gegeben habe. Die erste Episode von Verwirrtheit sei nach einer Impfung aufgetreten.
Diagnose: Hashimoto-Enzephalitis

Grundsätzlich muss bei jedem Verdacht auf eine Schizophrenie auch die somatische Differenzialdiagnose in Betracht gezogen werden. Sehr wichtig ist es, sich während der Erfassung des psychopathologischen Befundes ein genaues Bild der Störung zu machen. Meistens zeigen die somatischen Differenzialdiagnosen mit Symptomen aus dem schizophrenen Formenkreis zusätzlich andere Symptome, sind nicht so eindeutig oder erscheinen einem bizarr verändert. Häufig steht auch eine eher **delirante Symptomatik** im Vordergrund, oder es treten zusätzlich **neurologische Symptome auf.**

2.2.1 Enzephalitis bei Infektionskrankheiten

- **Symptomatik**

Die in ► Abschn. 2.1 beschriebenen Symptome der Denkstörung können auch bei infektiösen Erkrankungen auftreten. Besonders bei der Enzephalitis kann es über einen längeren Zeitraum zu einer Verschlechterung der kognitiven Fähigkeiten im Sinne einer Minussymptomatik kommen. So kann die Denkgeschwindigkeit reduziert sein, es kann zu Antriebslosigkeit und formalen Denkstörung kommen. Aber auch inhaltliche Denkstörungen bis hin zu Halluzinationen können auftreten.

Symptome, die eher für Enzephalitis sprechen
- Fieber
- Kopfschmerzen
- Übelkeit
- Erbrechen
- Neurologische Auffälligkeiten (Sehstörungen, Hörstörungen)
- Krampfanfälle
- Koma

> ❯ Eine Enzephalitis ist bei der Differenzialdiagnose der Denkstörung immer mit in Betracht zu ziehen!

- **Ursachen**

Die meisten Enzephalitiden werden durch Virusinfektionen ausgelöst.

Häufige virale Erreger einer Enzephalitis
- Mumps
- Masern
- Enteroviren
- Röteln
- Herpes simplex
- Cytomegalie Virus (CMV)
- Varizellen
- Parvoviren
- Influenza
- FSME

Auch kann eine Enzephalitis **sekundär** durch eine **Immunreaktion** ausgelöst werden. Dafür kommen in Frage:

- Pertussis,
- Mykoplasmen,
- Masern,
- Röteln,
- Varizellen,
- Hepatitis,
- HIV.

■ **Diagnosestellung**
Die Diagnose der Enzephalitis wird in der Regel von einem Kinderarzt vermutet und in einer Kinderklinik gestellt. Primär ist eine körperliche Untersuchung wichtig und zusätzliche Symptome zu einer Denkstörung können richtungsweisend sein. Die endgültige Dagnose wird meist durch eine Lumbalpunktion mit Untersuchung des Nervenwassers gestellt.

2.2.2 Hashimoto-Enzephalitis und Autoimmunenzephalitis

Auch in den Formenkreis der Enzephalitis gehörend und ebenfalls eine Differenzialdiagnose zu einer schizophrenen Denkstörung ist die Hashimoto-Enzephalopathie. Dabei handelt es sich um eine neurologische Erkrankung mit sehr hohen Werten für die bei der Hashimoto-Thyreoiditis (▶ Abschn. 4.2.1) charakteristischen TPO- und TG-Antikörper.

■ **Symptomatik**
Die Symptome bei der Hashimoto-Enzephalitis sind vielseitig: Denkstörung, Depression, motorische und auch kognitive Defizite sind möglich. Weiter wird von Verwirrtheitszuständen, Bewusstseinsveränderungen, fokalen oder generalisierten Krampfanfällen, Myoklonien und apoplexieähnlichen Ereignissen berichtet. Auch psychiatrische Symptome wie paranoide Gedanken und Halluzinationen sind häufig berichtete Symptome.

Die häufigsten Symptome sind (Castillo et al. 2006):

- Tremor (80 %),
- Gangstörungen (65 %),
- Krampfanfälle (60 %) und
- Schlafstörungen (55 %).

Häufige Fehldiagnose sind Virusenzephalitis, Creutzfeld-Jakob-Erkrankung und degenerative Demenz. In einer Übersichtsarbeit wird davon berichtet, dass bei einer Hashimoto-Enzephalitis in bis zu 36 % psychotische Symptome wie paranoide Gedanken und visuelle Halluzinationen auftreten (Marshall u. Doyle 2006)!

■ **Ursachen**
Die Ursache der Erkrankung ist bisher unbekannt. Die Höhe des intrazerebrospinalen TPO-Antikörpertiters korrelierte in Fallberichten nicht mit der Klinik. Da die Erkrankung jedoch fast immer gut auf Cortison anspricht, ist als Ursache eine Autoimmunerkrankung wahrscheinlich. Da es auch Autoimmunenzephalitiden ohne Hashimoto-Thyreoiditis gibt und da die Schilddrüsenantikörper mit größter Wahrscheinlichkeit keine pathogenetische Bedeutung

haben, bevorzugen viele Autoren den Begriff der »steroidresponsiven Enzephalopathie mit Autoimmunthyreoiditis« (SREAT) (Castillo et al. 2006).

Verschiedene Autoimmunenzephalitiden mit den jeweils gefundenen Antikörpern und der beschriebenen Klinik sind in ◘ Tab. 2.3 dargestellt.

■■ Anti-NMDA-Rezeptor-Enzephalitis
Eine Besonderheit ist die Anti-NMDA-Rezeptor-Enzephalitis. Bei dieser Autoimmunenzephalititis findet man Antikörper gegen den NMDA-Rezeptor im Liquor. Diese Erkrankung wurde erstmalig 2007 beschrieben (Dalmau et al. 2007) und beginnt mit unspezifischen, grippeartigen Symptomen, die von einer Vielzahl von psychiatrischen Auffälligkeiten wie Ängsten, Psychosen oder deliranter Symptomatik gefolgt sein kann. Ganz besonders häufig ist eine eher typisch psychotische Symptomatik. Dies führt meist zu einer stationären Aufnahme in einer Kinder- und Jugendpsychiatrie und zu einer ausschließlich psychiatrischen Behandlung. Im Laufe der Erkrankung treten häufig allerdings Krampfanfälle und Bewegungsstörungen auf, und die Erkrankung kann bis zum Koma führen. Häufiger scheinen wie bei allen Autoimmunerkrankungen junge Frauen betroffen zu sein.

Wie häufig eigentlich Autoimmunerkrankungen als Grunderkrankung bei Schizophrenien sind, ist bisher nicht geklärt. 2013 wurde in einem Artikel beschrieben, dass 9,9 % in einer Ko-

◘ Tab. 2.3 Erkrankungen, Antikörper und Symptome von Autoimmunentzündungen des Gehirns und des peripheren Nervensystems

Name	Antikörper	Klinik
Autoimmune limbische Enzephalitis	AK gegen Kaliumkanäle (VGKC-AK) oder Glutamatdecarboxylase-AK (GAD-AK)	Kognitive Defizite, Störung des Kurzzeitgedächtnisses, Krampfanfälle, Muskelzuckungen, Halluzinationen, Denkstörungen (Thieben et al. 2004; Shindo et al. 2007; Vincent et al. 2004)
Zerebelläre Ataxie	AK gegen GAD, VGKC, sowie Gliadin und TG nachgewiesen	Gangstörung, Nystagmus, Sprachstörung, Kleinhirnatrophie im MRT (Birand et al. 2006)
Stiff-Person-Syndrom	GAD-Antikörper	Über Monate zunehmende Tonuserhöhung der Muskulatur, besonders der Rücken- und Hüftmuskulatur (Rakocevic et al. 2004)
Myasthenia gravis	Acetylcholinrezeptor-AK	Belastungsabhängige Muskelschwäche durch Störung der neuromuskulären Erregungsübertragung
Neuromyotonie (Isaac-Syndrom)	AK gegen Kaliumkanäle	Unwillkürliche Bewegungen, Krämpfe und Muskelzuckungen, Unruhe, Schlaflosigkeit, Temperaturregulationsstörungen (Panagariya et al. 2006)
Neuromyelitis optica (Devic-Erkrankung)	AK gegen Wasserkanal von Astrozyten	Sehstörung und Querschnittsyndrom (Kira et al. 2008)
Anti-NMDA-Rezeptor-Enzephalitis	AK gegen NMDA Rezeptoren	Akute Verhaltensänderung, Halluzinationen, Denkstörungen, katatone Symptome, Gedächtnisstörungen, Krampfanfälle, Dyskinesien (Keller et al. 2014)

horte von Patienten mit einer schizophrenen Störung Antikörper gegen NMDA-Rezeptoren aufweisen (Steiner et al. 2013), während in der Kontrollgruppe nur bei 0,4 % der 230 untersuchten Kontrollprobanden Antikörper nachgewiesen wurden.

2.2.3 Meningitis

Auch wenn eine Meningitis eher eine Nackensteifigkeit und evtl. Verwirrtheitszustände verursachen kann, gehört dennoch auch die bakterielle Meningitis zur somatischen Differenzialdiagnose der Schizophrenie. Da die Meningitis mit einer Lumbalpunktion sicher diagnostiziert werden kann, erfolgt die Indikation für eine Lumbalpunktion meistens zum Ausschluss einer Meningitis und einer Enzephalitis.

> **Zur Meningitis muss man wissen, dass sie ein akut bedrohliches Krankheitsbild mit hoher Letalität und häufigen Folgeschäden ist.**

■ **Ursachen**
Meist wird die Meningitis durch bakterielle Erreger verursacht wie in ◘ Tab. 2.4 dargestellt.

Virale Erreger der Meningitis
▬ Enteroviren (Coxsackie-, ECHO-Viren)
▬ Mumps
▬ FSME

■ **Symptomatik und Verlauf**
Typisch für die Klinik der bakteriellen Meningitis ist, dass der Krankheitsverlauf schnell beginnt. Kinder haben meist eine deutliche **Nackensteifigkeit, Kopfschmerzen** und einen **sehr schlechten Allgemeinzustand**. Sie sind sehr krank!

Einen besonders schlimmen Verlauf hat dabei das **Waterhouse-Friderichsen-Syndrom**. Dies tritt bei besonders schweren bakteriellen Infektionen auf und ist eine Sonderform einer Verbrauchskoagulopathie mit Nebennierenausfall. Das Waterhouse-Friderichsen-Syndrom tritt bei etwa 15 % aller Patienten mit einer Meningokokkensepsis und besonders bei Kindern und Jugendlichen auf. Der Häufigkeitsgipfel liegt bei Kindern im 1. bis 2. Lebensjahr und bei Jugendlichen im Alter von 15–19 Jahren. In 90 % der Fälle führt das Waterhouse-Friderichsen-Syndrom zum Tod! Ein besonders wichtiges Symptom sind deshalb **Petechien**. Die anfäng-

---

◘ **Tab. 2.4** Bakterielle Erreger der Meningitis

Kinder:	Jugendliche:
Meningokokken	Pneumokokken
Pneumokokken	Meningokokken
H. Influenzae	Listerien

lich punktartigen Einblutungen sind Hinweise auf diese Sepsis, und das Kind muss sofort ins Krankenhaus eingewiesen werden!

Allerdings ist wichtig, dass durch dieses Wissen keine Panik bei **jedem** Ausschlag von Kindern auftritt. Es gibt zahlreiche harmlose Hautausschläge in Kindesalter, die jedoch fast alle wegdrückbar sind.

> **Petechien sind punktartige Einblutungen in die Haut, die nicht wegdrückbar sind! Diese können, insbesondere im Zusammenhang mit Fieber, ein Hinweis auf eine Sepsis sein und stellen einen Notfall dar.**

■ ■ Idiopathische thrombozytopenische Purpura (ITP)

Die mögliche Differenzialdiagnose von Petechien ohne Fieber stellt die ITP (idiopathische thrombozytopenische Purpura) dar. Die ITP ist eine Autoimmunkrankheit, die zu einem Mangel an Thrombozyten führt. Die akute Form betrifft v. a. Kinder und ist meist Folge einer Kreuzreaktion nach einer viralen Erkrankung wie z. B. der EBV-Infektion. Als Folge der verminderten Gerinnungsplättchen kommt es zu einer erhöhten Blutungsneigung mit punktförmigen Petechien in der Haut. Besonders betrifft dies meist die Beine und die Schleimhäute. Meist verläuft die Erkrankung völlig harmlos und geht von selbst wieder weg. Nochmals: Die ITP verläuft **immer ohne** Fieber!

■ Diagnosestellung

Die Diagnose der Meningitis wird durch eine typische Anamnese, die Symptome und die Entzündungswerte im Blut gestellt. Bei der Verdachtsdiagnose einer Meningitis gehört eine Lumbalpunktion zur Diagnostik immer mit dazu.

In der **Lumbalpunktion** zeigen sich bei einer bakteriellen Meningitis eine hohe Zellzahl und ein niedriger Liquorzucker. Eine virale Meningitis hingegen hat eher einen schleichenden Beginn, Symptome wie bei einer Erkältung, Kopfschmerzen und neurologische Begleitsymptome. Insgesamt sind im Blut die Entzündungszeichen niedriger, und auch in der Lumbalpunktion ist die Zellzahl in der Regel nur leicht erhöht.

> **Bezüglich der Durchführung einer Lumbalpunktion sagen Kinderärzte: einmal dran gedacht, auch gemacht.**

2.2.4   Hirntumore

Hirntumore stellen im Kindesalter nach Leukämien die zweitgrößte Gruppe maligner Erkrankungen dar. Die jährliche Inzidenz im Alter von 0–15 Jahren beträgt 3,1/100.000. Dies ist zwar nicht so viel, entspricht aber dennoch in Deutschland ca. 380 Neuerkrankungen im Jahr (Kaatsch et al. 2001).

■ Symptomatik

Die Leitsymptome entstehen in der Regel durch intrakranielle Drucksteigerung (Tumormasse, peritumorales Ödem, Liquorstau) und können auch Symptome verursachen, die an schizophrene Erkrankungen denken lassen. Typische Symptome für Hirntumore sind jedoch:

– Kopfschmerzen,
– Erbrechen,

— Nackensteifigkeit,
— Bewusstseinsstörung,
— Funktionsstörungen des kaudalen Hirnstamms (Atmung, Kreislauf).

Aber auch durch lokales Wachstum und Ausdehnung können Hirntumore zahlreiche schwer einschätzbare Symptome produzieren. In ◘ Tab. 2.5 sind die Tumorlokalisation und die dadurch möglichen Lokalsymptome aufgeführt.

> Bei 50 % der erkrankten Kinder bestehen initial **keine** Hirndruckzeichen

Besonders wichtig sind auch die häufig nächtliche und morgendliche Betonung des Kopfschmerzes und morgendliches Nüchternerbrechen. Durch das nächtliche Liegen kommt es zu einem Ödem und folglich einer Anschwellung des Tumors. Dadurch entstehen die zunehmenden Kopfschmerzen und das morgendliche Nüchternerbrechen. Die häufigste Differenzialdiagnose des morgendlichen Nüchternerbrechens bei jungen Frauen ist allerdings die Schwangerschaft.

90 % der Kinder mit hirntumorbedingten Kopfschmerzen entwickeln innerhalb von 4 Wochen zusätzlich neurologische oder psychiatrische Befunde (◘ Tab. 2.5).

> 80 % der Hirntumore im Kindesalter manifestieren sich primär mit Kopfschmerzen. Bei Verdacht auf Schizophrenie mit Kopfschmerzen muss immer auch an einen Hirntumor gedacht werden, und ganz besonders wachsam muss man bei morgendlichem Nüchternerbrechen sein.

▪ **Formen**

Im Kindesalter werden alle Hirntumore zu den Malignomen gerechnet, da auch histologisch »gutartige« Tumore klinisch einen bösartigen Verlauf nehmen und zum Tod führen können (◘ Tab. 2.6).

◘ **Tab. 2.5** Lokalsymptome bei Tumoren, die durch Irritation des Hirngewebes zustande kommen. (Adapt. nach Rutkowski 2008)

Kleinhirntumor	Erbrechen, Kopfschmerzen, Wesensveränderung, Abduzensparese, Stauungspapille, Makrozephalus, Gangstörungen
Hirnstammtumor	Hirnnervenparesen, spastische Paresen
Kleinhirnbrückenwinkeltumor	Fazialisparese, Hörstörung, Kopfschiefhaltung
Großhirnhemisphärentumor	Zerebrale Krampfanfälle, Paresen, Plegien, Sensibilitätsstörungen, Wesensveränderungen
Suprasellärer Tumor	Visusminderung, Gesichtsfeldeinschränkung, Nystagmus
Hypophysen- und Hypothalamusregion	Minderwuchs, Diabetes insipidus, gestörte Pubertätsentwicklung, **Essstörung**, Sehstörungen
Zwischenhirntumore	Dienzephales Syndrom: Erbrechen und Kachexie bei Euphorie
Pinealis-/Mittelhirntumor	Vertikale Blicklähmung

⬛ Tab. 2.6 Einteilung der in der Kindheit auftretenden Hirntumore. (Adapt nach Kramm u. Reinhardt (2008)

Histologie	Malignitätsgrad nach WHO-Grad.	Relative Häufigkeit
Astrozytom	I–IV möglich	50 %
Medulloblastom	IV	20 %
Ependymom	I–III	10 %
Kraniopharyngeom	I	7 %
Keimzelltumor	-	5 %
Gangliogliom	I/II	2 %
Plexuspapillom	I	1 %

Einteilung der Tumore
— Tumorsitz innerhalb des Zentralnervensystems
— Histologie
— Biologische Dignität
— WHO-Grad I und II: niedriggradig (»gutartig«)
— WHO-Grad II und IV: hochgradig (»maligne«)

▪ **Diagnosestellung**
Die Diagnose eines Hirntumors wird bei 2/3 der Kinder um mehr als 4 Wochen verzögert gestellt. Bei niedrigmalignen Tumoren sogar manchmal um Jahre verzögert. Auch weil sich eine verzögerte Diagnosestellung nachteilig auf die Operabilität auswirken kann und die Kinder evtl. fälschlicherweise neuroleptisch behandelt werden, ist eine ausführliche somatische Diagnostik unabdingbar.

Auch bei unspezifischen Beschwerden wie Kopfschmerzen, Erbrechen und Wesensveränderung muss eine ausführliche neurologische Untersuchung erfolgen. Eine eindeutige Diagnosestellung kann nur über eine **Kernspintomografie (MRT)** erfolgen. Früher wurde die Spiegelung des Augenhintergrundes als Hinweis auf einen erhöhten Hirndruck als diagnostisches Mittel herangezogen. Da sich allerdings gezeigt hat, dass die Sensitivität sehr gering ist, wird mittlerweile die transbulbäre Sonografie des N. opticus bevorzugt.

2.2.5   Slow-Virus-Erkrankungen

Subakute sklerosierende Panenzephalitis (SSPE)
Die Gruppe der Slow-Virus-Erkrankungen ist sehr selten, schwirrt aber immer wieder als Differenzialdiagnose bei Schizophrenien im Raum herum. In Europa kommt eigentlich nur das Masernvirus als Erreger für die subakute sklerosierende Panenzephalitis (SSPE) vor. Diese gehört zu den Slow-Virus-Erkrankungen und ist eine Infektion von »Zelle zu Zelle« über Nervenbahnen. Die Latenz zur vorhergehenden Masernerkrankung beträgt meist 5–7 Jahre(!) (daher »slow«). Es besteht danach keine Immunität, aber auch keine Ansteckungsgefahr.

Die Symptomatik ähnelt der Symptomatik von Erkrankungen aus dem schizophrenen Formenkreis, beschrieben werden:

=== Persönlichkeitsveränderungen,
=== Intelligenzminderung,
=== Verhaltensauffälligkeiten,
=== Bewegungsstörungen,
=== muskuläre Hypotonie.

- **Diagnosestellung**
Im EEG kann man Veränderungen feststellen, und es wird ein hoher Masern-Antikörpertiter im Liquor beschrieben. Der Verlauf der Erkrankung ist meist tödlich.

Creutzfeldt-Jakob-Krankheit

Ebenfalls eine Slow-Virus-Erkrankung ist die Creutzfeldt-Jakob-Krankheit (CJK). Diese Erkrankung ist allerdings wirklich selten, und weltweit sind gerade mal 12 Fallberichte bei Jugendlichen beschrieben. Die Erkrankung beginnt zunächst schleichend, und die Betroffenen verlieren zunehmend ihre geistigen, aber auch körperlichen Fähigkeiten. Da auch Halluzinationen und Störungen der Vigilanz auftreten können, stellt auch diese seltene Erkrankung eine seltene Differenzialdiagnose dar. Ursächlich für die Erkrankung sind sog. Prionen, die im Gehirn zu einer Degeneration führen. Es gibt hierbei eine übertragbare, eine genetische und auch eine sporadische Form. Die Erkrankung verläuft meist tödlich.

2.2.6 Weitere Differenzialdiagnosen

Weitere somatische Differenzialdiagnosen der Psychose
- Tuberkulose
- Morbus Wilson (▶ Abschn. 12.2.3)
- Porphyrie (▶ Abschn. 4.2.3)
- Morbus Cushing (▶ Abschn. 8.3.2)

Literatur

Birand B et al (2006) A new case of cerebellar ataxia with anti-GAD antibodies treated with corticosteroids and initially seronegative. Rev Med Interne 27(8):616–619

Burd L, Kerbeshian J (1987) A North Dakota prevalence study of schizophrenia presenting in childhood. J Am Acad Child Adolesc Psychiatry 26(3):347–350

Castillo P et al (2006) Steroid-responsive encephalopathy associated with autoimmune thyroiditis. Arch Neurol 63(2):197–202

Clark AF, Lewis SW (1998) Treatment of schizophrenia in childhood and adolescence. J Child Psychol Psychiatry 39(8):1071–1081

Dalmau J, Erdem T, HaiYan W et al (2007) Paraneoplastic anti-N-methyl-D-aspartate receptor encephalitis associated with ovarian teratoma. Ann Neurol 61(1):25–36

Dilling H, Mombur W, Schmidt MH (Hrsg) (2013) Internationale Klassifikation psychischer Störungen (ICD-10), 9. überarb Aufl. Huber, Bern

Häfner H, Maurer K, Löffler W et al (1994) The epidemiology of early schizophrenia. Influence of age and gender on onset and early course. Br J Psychiatry Suppl 23:29–38

Kaatsch P, Rickert CH, Kühl J et al (2001) Population-based epidemiologic data on brain tumors in German children. Cancer 92:3155–3164

Keller S, Roitman P, Ben-Hur T et al (2014) Anti-NMDA receptor encephalitis presenting as an acute psychotic episode in a young woman: an underdiagnosed yet treatable disorder. Case Reports in Psychiatry Vol 2014

Kira J (2008) Neuromyelitis optica and asian phenotype of multiple sclerosis. Ann N Y Acad Sci 1142:58–71. Review

Kramm C, Reinhardt D (2008), Monatsschr Kinderheilkund 156:1164

Marshall GA, Doyle JJ (2006) Long-term treatment of Hashimoto's encephalopathy. J Neuropsychiatry Clin Neurosci 18(1):14–20

Panagariya A et al (2006) Neuromyotonia: clinical profile of twenty cases from northwest India. Neurol India 54(4):382–386

Rakocevic G, Raju R, Dalakas MC (2004) Anti-glutamic acid decarboxylase antibodies in the serum and cerebrospinal fluid of patients with stiff-person syndrome: correlation with clinical severity. Arch Neurol 61(6):902–904

Rutkowski S, Fleischhack G, Gnekow A et al (2008) Hirntumoren bei Kindern und Jugendlichen. Monatsschr Kinderheilkd:1165–1172

Shindo A et al (2007) Non-herpetic acute limbic encephalitis-like manifestation in a case of Hashimoto's encephalopathy with positive autoantibodies against ionotropic glutamate receptor epsilon2. Rinsho Shinkeigaku 47(10):629–634

Steiner J, Walter M, Glanz W et al (2013) Increased prevalence of diverse N-methyl-D-aspartate glutamate receptor antibodies in patients with an initial diagnosis of schizophrenia: specific relevance of IgG NR1a antibodies for distinction from N-methyl-D-aspartate glutamate receptor encephalitis. JAMA Psychiatry 70(3):271–278. doi: 10.1001/2013

Thieben MJ, Lennon VA, Boeve BF et al (2004) Potentially reversible autoimmune limbic encephalitis with neuronal potassium channel antibody. Neurology 62(7):1177–1782

Vincent A et al (2004) Potassium channel antibody-associated encephalopathy: a potentially immunotherapy-responsive form of limbic encephalitis. Brain 127(Pt 3):701–712

Manie

N. Charlier, *Somatische Differenzialdiagnosen psychischer Symptome im Kindes- und Jugendalter,*
DOI 10.1007/978-3-662-48776-1_3, © Springer-Verlag Berlin Heidelberg 2016

3.1   Psychisch-psychiatrisches Erkrankungsbild

Fallbeispiel 3.1: Gesteigerter Affekt bei Jugendlichem
Es stellt sich in der Klinik der Vater eines 17-jährigen Jungen vor. Er berichtet, dass sein Sohn nicht in die Klinik kommen wolle, er sich aber sehr große Sorgen machen würde. Es sei seinem Sohn sehr schlecht gegangen, aber in der letzten Zeit sei er nur noch unterwegs, euphorisch und lasse sich nichts mehr sagen. Außerdem konsumiere er zunehmend Drogen. Bei einem Streit, als der Junge nachts auf eine Party gehen wollte und der Vater dies nicht zuließ, kletterte der Junge aus seinem Fenster über die Regenrinne aus dem vierten Stock herunter auf die Straße. Solche waghalsigen Aktionen seien in der letzten Zeit häufiger vorgekommen.
Diagnose: manische Episode ohne psychotische Symptome, Verdacht auf bipolar affektive Störung

- **Diagnostik**

Der Ausdruck Manie kommt aus dem Griechischen und bedeutet Raserei und Wahnsinn. Die manische Episode ist gekennzeichnet durch eine in einem umschriebenen Zeitraum deutlich abgrenzbare Veränderung der Stimmung und der Aktivität im Sinne einer gehobenen oder reizbaren Stimmung und eine Antriebssteigerung.

Dabei ist wichtig, dass es sich um ein deutlich abnormes Ausmaß der Symptomatik über die Dauer von einigen Tagen handelt. Es bestehen eine gesteigerte Aktivität oder auch eine motorische Ruhelosigkeit und ein Gefühl von gehobener körperlicher und seelischer Leistungsfähigkeit.

Folgende Merkmale können Hinweise auf eine manische Episode sein
- Rededrang
- Ideenflucht
- Verlust normaler sozialer Hemmung
- Vermindertes Schlafbedürfnis
- Erhöhte Ablenkbarkeit
- Gesteigerte Libido
- Ggf. auch Halluzinationen und Wahn

Die Diagnose einer manischen Episode beziehungsweise einer bipolaren Störung erfolgt bei Kindern und Jugendlichen nach denselben Kriterien wie für Erwachsene. Eine Erstmanifestation vor dem 10. Lebensjahr ist selten, meistens erfolgt sie zwischen dem 15. und dem 20. Lebensjahr. Differenzialdiagnostisch ist bei einer manischen Episode natürlich auch an eine bipolare affektive Störung zu denken.

Leitsymptome der bipolaren affektiven Störung: Vorliegen einer manischen Episode oder einer gemischten (manisch-depressiven) Episode, mit mindestens einer vorhergegangenen affektiven Episode.

Weitere **kinder- und jugendpsychiatrische Differenzialdiagnosen** sind die Schizophrenie, Mischzustände der schizoaffektiven Störungen, hyperkinetische Störungen, rezidivierende depressive Störungen und Persönlichkeitsstörungen.

Bei dem beschriebenen Fallbeispiel 3.1 liegt der Verdacht auf eine manische Episode nahe. Zumindest liegen bei dem 17-Jährigen eine gesteigerte Aktivität und ein Gefühl von erhöhter körperlicher Leistungsfähigkeit vor. Anamnestisch wird auch beschrieben, dass diese Phase nach einer Zeit einer eher depressiven Episode aufgetreten sei. Natürlich sind dies nur Hinweise, denn das Gefühl von körperlicher Leistungsfähigkeit und »Größenwahnsinn« gehört gewissermaßen auch im nichtpathologischen Sinn in den Zeitraum der Adoleszenz.

3.2 Somatische Differenzialdiagnosen

Fallbeispiel 3.2: Gesteigerter Affekt bei 15-jährigem Jugendlichen
In der Nacht wird der 15-jährige Marvin von 5 Polizisten in der Klinik vorgestellt. Die Polizisten berichten, dass Nachbarn angerufen hätten, weil Marvin in einer Straße von einem Autodach zum nächsten gesprungen wäre. Dabei hätte er unglaublichen Spaß gehabt und so fast 20 Autodächer beschädigt. Auch in der Aufnahmesituation ist Marvin völlig agitiert und grölt. Im Aufnahmegespräch berichtet er, dass er zuvor in der Kneipe »Zur wilden Gabriele« gewesen sei. Es sei ein toller Abend gewesen. Dann hätte er sich »Liquid Ecstasy reingefahren«, davon habe er ganz viel zu Hause, da man dies billig in großen Kanistern im Internet bestellen könne.
Diagnose: Intoxikation mit Liquid Ecstasy (Gamma-Hydroxybuttersäure; GBH)

Da die wichtigste psychiatrische Differenzialdiagnose die Schizophrenie ist, kommen auch die bereits in ▶ Kap. 2 beschriebenen somatischen Differenzialdiagnosen der Schizophrenie in Frage.

Weitere somatische Differenzialdiagnosen sind die durch zugeführte Substanzen induzierten manischen Phasen (◘ Tab. 3.1). Die Diagnosestellung erfolgt meist anamnestisch oder durch den Substanznachweis in Urin oder Blut.

3.2.1 Multiple Sklerose

Die multiple Sklerose ist eine chronisch-entzündliche Erkrankung, bei der die Markscheiden im zentralen Nervensystem angegriffen sind. Die Ursache ist bisher noch nicht endgültig ge-

◘ Tab. 3.1 Durch Substanzmissbrauch oder Medikamente induziertes manisches Syndrom	
Durch Substanzmissbrauch induziertes manisches Syndrom:	**Iatrogen durch Medikamente induziertes manisches Syndrom:**
Alkohol	Kortikosteroide
Amphetamine	Antidepressiva
Cannabis	Andere antidepressive Behandlungsmethoden (Lichttherapie, EKT)
Gamma-Hydroxybuttersäure (GBH; Liquid Ecstasy)	
Kokain	
Inhalanzien	

klärt. Die multiple Sklerose ist neben der Epilepsie eine der häufigsten neurologischen Krankheiten bei jungen Erwachsenen. Auch wenn der Erkrankungsbeginn oft im Jugendalter liegt, so sieht man das volle Symptombild der Erkrankung meist erst im Erwachsenenalter. Dies führt auch dazu, dass in der Kinderheilkunde die Erkrankung meist nicht so präsent ist wie in der Erwachsenenneurologie.

Abhängig von der Lokalisation der entzündlichen Entmarkungsherde im Gehirn kann die multiple Sklerose fast jedes neurologische Symptom verursachen. Besonders bekannt und oft auch das erste Symptom ist eine **Sehstörung** mit Minderung der Sehschärfe und Störungen der Augenbewegung. Auch wenn man initial bei einer Störung des Affekts nicht an eine multiple Sklerose denkt, so ist doch auch diese Erkrankung eine Differenzialdiagnose der manischen Episode.

Neben den Sehstörungen können auch **Sensibilitätsstörungen** wie Missempfindungen, Taubheitsgefühle und Schmerzen auftreten. Weiter ist das **motorische System** betroffen. Hier können Lähmungserscheinungen der Extremitäten auftreten. Bei sehr vielen Patienten tritt im Verlauf eine gesteigerte körperliche und psychische Ermüdbarkeit auf. Gleichzeitig treten aber auch andere **kognitive** und **psychische Störungen** auf. Insbesondere Störungen des Affekts, wie eben beispielsweise die Manie, sind häufig.

▪ Diagnosestellung

Klinisches Hauptkriterium der Diagnose ist der Nachweis von Entzündungsherden im Gehirn. Neben Anamnese und neurologischer Untersuchung können mittels der Magnetresonanztomografie die entzündeten Gewebsstellen dargestellt werden. Im Jugendalter ist allerdings das MRT häufig unauffällig. Zusätzlich wird eine Lumbalpunktion durchgeführt. Im Liquor finden sich bei über 95 % der Patienten pathologische Befunde: intrathekale Antikörper mit Nachweis von »oligoklonalen Banden«. Oligoklonale Banden sind Immunglobuline vom Typ IgG, die sich in der isoelektrischen Fokussierung als Banden darstellen. Diese Immunglobuline können ein Hinweis auf die Entzündungsherde sein. Allerdings gibt es auch gesunde Menschen, bei denen oligoklonale Banden nachweisbar sind, was die Diagnoseerhebung erschwert. Als Grundlage für die Diagnosestellung dienen die McDonald-Kriterien (Polman et al. 2011).

3.2.2 Epilepsie

Die Epilepsie ist ein Oberbegriff von Krankheitsbildern, bei denen mindestens ein spontaner Krampfanfall ohne vorausgehende erkennbare Ursache aufgetreten ist. Es handelt sich um anfallsartige synchrone Entladungen von Neuronen im Gehirn. Diese führen zu plötzlichem unwillkürlichem stereotypem Verhalten oder Erfindungsstörungen. In ◻ Tab. 3.2 ist eine Übersicht unterschiedlicher Symptome bei generalisierten und fokalen Krampfanfällen aufgeführt.

▪▪ Temporallappenepilepsie

Die Temporallappenepilepsie ist eines der häufigsten bei Jugendlichen und Erwachsenen vorkommenden Epilepsiesyndrome. Bei dieser Erkrankung gehen die Anfälle vom Temporal- oder Schläfenlappen aus. Fast alle Betroffenen haben fokale Anfälle mit Bewusstseinsstörung, aber eben auch Anfälle ohne Bewusstseinsstörungen. Besonders bei dieser Form der Epilepsie

◘ Tab. 3.2 Symptome bei Krampfanfällen

Generalisierte Krampfanfälle	Fokale Krampfanfälle
Bewusstseinsstörung	Das Bewusstsein ist erhalten
Absencen: kurze Bewusstseinspausen	Auren
Zuckungen einzelner Muskelgruppen	Unangenehme Gefühle in der Magengegend
Tonisch-klonische Anfälle: Bewusstseinsverlust, Sturz, Verkrampfung und dann rhythmische Zuckungen von Armen und Beinen	Schmatzend-kauende Mundbewegungen
Atonische Anfälle	Unwillkürliche Handbewegungen
Nur klonische oder nur tonische Anfälle	Affektstörungen
	Taubheitsgefühl, Kribbeln

sind Anfälle mit psychischen Symptomen häufig. Der Temporallappen spielt für Gefühle eine besondere Rolle. Eine Epilepsie, deren Anfälle im Temporallappen entstehen, kann deshalb mit psychischen Störungen, wie auch einer manischen Stimmung, verknüpft sein.

▪ **Diagnosestellung**

Wegweisend ist das EEG. Auch zwischen den Anfällen können oft Spikes oder Sharp waves nachgewiesen werden. Leider ist die Behandlung schwierig. Mehr als die Hälfte der Betroffenen wird mit den zurzeit zur Verfügung stehenden Medikamenten nicht anfallsfrei.

Literatur

Polman CH, Reingold SC, Banwell B (2011) Diagnostic criteria for multiple sclerosis: 2010 revisions to the McDonald Criteria. Ann Neurol 69:292–302

Depression

N. Charlier, *Somatische Differenzialdiagnosen psychischer Symptome im Kindes- und Jugendalter*,
DOI 10.1007/978-3-662-48776-1_4, © Springer-Verlag Berlin Heidelberg 2016

4.1   Psychisch-psychiatrisches Erkrankungsbild

Fallbeispiel 4.1: Depressive Verstimmung eines 17-jährigen Jungen
Der 17-jährige Tim wird von seinen Eltern in der Ambulanz vorgestellt. Auf Nachfrage, was denn der Vorstellungsgrund sei, antwortet Tim: »das Gemüt«. Tim ist ein großgewachsener, blonder Jugendlicher, der die ganze Zeit den Blick nach unten gerichtet hat. Weiter befragt, berichtet Tim, dass ihn nichts mehr interessiere, dass er nicht mehr aufstehe und auch nicht mehr in die Schule gehe. Er fühle sich wertlos und wertlose Menschen, so berichtet Tim, müssten auch nichts lernen. Dies gehe schon seit 6 Monaten so. Einen besonderen Auslöser kann Tim nicht benennen. Im Gespräch mit der Kindesmutter berichtet diese, dass auch sie unter Depressionen leiden würde und schon mehrfach tagesklinisch behandelt werden musste.
Diagnose: depressive Episode

Das psychiatrische Erkrankungsbild der gedrückten Stimmung ist die Depression. Die Leitsymptome der Depression drücken sich in emotionalen und häufig auch vegetativ-körperlichen Störungen aus, wobei die folgenden drei für die Diagnosestellung immer vorhanden sein müssen:

- gedrückte Stimmung ohne eine deutliche Abhängigkeit von bestimmten Lebensumständen,
- Verlust von Interesse oder Freude und
- erhöhte Ermüdbarkeit mit einer Verminderung des Antriebs.

Häufig sind auch:
- Verlust von Selbstvertrauen,
- unbegründete Selbstvorwürfe,
- wiederkehrende Gedanken an den Tod,
- Kopfschmerzen,
- gastrointestinale Beschwerden,
- Störung des Appetits,
- vermindertes Denk- oder Konzentrationvermögen.

Je jünger die Kinder sind, desto unterschiedlicher können die Symptome sein. Auch wenn es nicht so leicht erkennbar ist, kann es sich um Symptome einer depressiven Episode handeln.

Die im Erwachsenenalter übliche Einteilung nach dem Schweregrad ist v. a. nach der Pubertät auch im Jugendalter weitgehend gültig. Die Einteilung der depressiven Episoden erfolgt in leicht, mittelgradig und schwer. Bei der leichtgradigen Störung schafft der Betroffene es noch unter Schwierigkeiten, seiner normalen schulischen oder sozialen Aktivität nachkommen. Eine schwere Episode führt zu einer sehr begrenzten Fortführung oder zu dem völligen Erliegen der allgemeinen Aktivität und einem Interessensverlust.

Für das Kindesalter gibt es noch keine einheitliche Schweregradeinteilung und aufgrund des heterogenen Erscheinungsbildes sind im Einzelfall die Ausprägungen der Symptomatik abzuwägen.

4.2   Somatische Differenzialdiagnosen

Fallbeispiel 4.2: Depressive Verstimmung bei 14-jährigem Schüler
Der 14-jährige Marian wird in unserer Klinik vorgestellt. Der Grund für die Vorstellung sei, dass Marian im Internet Drohungen gegen Mitschüler geäußert habe. In einem Blog habe er geschrie-

ben, dass er Amok laufen und alle Schüler der Schule umbringen wolle. Dies hat natürlich alle Lehrer und Schüler verunsichert, und die Polizei wurde alarmiert. Der 14-jährige Marian gibt zu, diese Äußerung im Internet gemacht zu haben. Er beschreibt, dass er keine Freunde in der Schule habe und dass er sehr sauer auf seine Mitschüler sei. Er habe oft sein Taschengeld den Mitschülern geschenkt, aber immer noch sei niemand mit ihm befreundet. Weiter berichtet Marian, dass seine Eltern im Schichtdienst arbeiten würden und eigentlich nie jemand zu Hause sei, und wenn doch, dann würden sie schlafen. Insgesamt ist die Stimmung von Marian gedrückt, er wirkt verlangsamt, hat ein blasses Hautkolorit und ist leicht adipös.

Während des stationären Aufenthalts von Marian stellte sich heraus, dass er kaum zu ärztlichen Vorsorgeuntersuchungen gegangen war. In einem Elterngespräch beschrieb die Mutter, dass bei ihr eine Depression vorliegen würde. Außerdem habe sie eine Schilddrüsenunterfunktion. Eine Blutuntersuchung ergab, dass auch Marian an einer ausgeprägten Schilddrüsenunterfunktion litt. Deutlich erhöhte Antikörper bewiesen dann auch die häufigste Form der Schilddrüsenunterfunktion, die Hashimoto-Thyreoiditis.

Diagnose: Hashimoto Thyreoiditis (E03.6)

Fallbeispiel 4.3: Depressive Verstimmung bei einem 14-jährigen Jungen
Der 14-jährige Daniel wird mir in einer Sprechstunde vorgestellt. Daniel ist sehr zurückhaltend, spricht sehr wenig und wirkt durch und durch tief traurig. Weiter zeigt sich im Verlauf, dass Daniel eine Konzentrationsstörung hat, eine Trichterbrust und ein sehr geringes Selbstwertgefühl. Seine Körpergröße ist mit 156 cm relativ gering. Die Kindesmutter berichtet in der Anamnese, dass die Traurigkeit nach der Trennung der Eltern schlimmer geworden sei.

Besonders auffällig ist aber, dass das Ausmaß der Traurigkeit psychodynamisch nicht ausreichend zu erklären ist. Auch gibt es eine gesunde und unauffällige Schwester.

Aufgrund der nicht erklärbaren Depression, der ausgeprägten Konzentrationsstörung und den kleinen körperliche Auffälligkeiten (Trichterbrust und Kleinwuchs) erfolgte eine humangenetische Untersuchung.

Diagnose: Klinisch relevante Deletion in der Region PAR1 auf dem Y-Chromosom

4.2.1 Autoimmunthyreopathien im Kindes- und Jugendalter

Am häufigsten kommt die **Hashimoto-Thyreoiditis** vor: Die Häufigkeit liegt bei 3,5:1000 für Frauen und 0,8:1000 für Männer. Bei ca. 4 % der Adoleszenten können Antikörper nachgewiesen werden.

Die Häufigkeit des **Morbus Basedow** liegt bei 0,2 : 1000 für Frauen. Männer sind wesentlich seltener betroffen. Bei der Einteilung der Autoimmunthyreopathien gibt es 3 Typen, die in ▢ Tab. 4.1 dargestellt sind.

Die Entstehung der Erkrankungen ist multifaktoriell und nicht eindeutig bewiesen. Diskutiert werden Umwelteinflüsse, Einfluss weiblicher Hormone, virale Infekte, vermehrte Jodzufuhr, Selenmangel und (wie immer) Stress. Auch wird eine genetische Ursache aufgrund familiärer Häufung (Assoziation mit bestimmten HLA-Typen) vermutet.

Die Hashimoto-Thyreoiditis ist der häufigste Grund für eine **erworbene Unterfunktion** der Schilddrüse im Kindes- und Jugendalter. Auch wenn die Ursache weiterhin ungeklärt ist, weiß man, dass die Pathogenese über eine Aktivierung der T-Zellen als Schlüsselfunktion abläuft. Dann entsteht eine Kaskade bis zur Bildung von Plasmazellen mit spezifischen Immunglobulinen, die sich gegen die Schilddrüsenantigene richten. An diese Immunkomplexe bindet sich

Tab. 4.1 Gängige Einteilung der Autoimmunthyreopathien. (Adapt. nach Davies u. Amino 1993)		
Typ 1	**Typ 2**	**Typ 3**
Euthyreote Hashimoto	Hypothyreote Hashimoto	Morbus Basedow
Normaler TSH-Spiegel	Erhöhter TSH-Spiegel	Erniedrigter TSH-Spiegel
Erhöhte Antikörper	Erhöhte Antikörper	Erhöhte Antikörper
Mit Struma (1A)	Mit Struma (2A)	Mit Struma
Ohne Struma (1B)	Ohne Struma (2B)	Endokrine Orbitopathie
	Hyperthyreote Stoffwechsellage (2C), Hashimoto-Toxikose	Erhöhte fT_3- und fT_4-Werte

Komplement, und es kommt zur Apoptose, dem programmierten Zelltod. Meist ist es ein langsamer und chronischer Verlauf, der fast immer zum Funktionsausfall der Schilddrüse führt.

Bei der Hashimoto-Thyreoiditis haben 42–90 % der Betroffenen eine Struma. Die weitere Klinik ist abhängig von der Stoffwechselsituation und in ❏ Tab. 4.2 dargestellt.

▪ **Diagnosestellung**

Die Diagnosestellung erfolgt über eine Blutuntersuchung. In allen Fällen kann man deutlich erhöhte Antikörper gegen TPO (thyreoidale Peroxidase) und Thyreoglobulin nachweisen. Oft sind die Antikörper über einen langen Zeitraum hin erhöht, auch ohne Ausfall der Schilddrüse.
- Bei einer **Hypothyreose** (Schilddrüsenunterfunktion) findet man erniedrigte T_3- und T_4-Werte bei erhöhtem TSH (thyreoidea-stimulierendes Hormon),
- bei einer **Hyperthyreose** (Schilddrüsenüberfunktion) erhöhte Schilddrüsenhormone mit supprimiertem TSH,
- bei **latenter Hypothyreose** mit nachgewiesenen Antikörpern normale Schilddrüsenhormone.

Tab. 4.2 Klinik der Hashimoto-Thyreoiditis	
Bei hypothyreoter Stoffwechsellage	**Bei der seltenen hyperthyreoten Form**
Müdigkeit	Unruhe
Obstipation	Vermehrtes Schwitzen
Antriebsarmut	Gewichtsabnahme
Verschlechterung der schulischen Leistungen	Angststörungen (▶ Kap. 5)
Gewichtszunahme	
Haarausfall	
Muskelschwäche	
Vermindertes Längenwachstum	
Depression	
Schlafstörung	

Auch kann die Diagnose zusätzlich durch die Sonografie der Schilddrüse gestützt werden. Im Ultraschall zeigt sich eine inhomogene Struktur mit echoarmen Arealen im Parenchym (sog. zystoide Echotextur).

Eine Szintigrafie bzw. Punktion ist zur Diagnosestellung nicht notwendig.

4.2.2 Borreliose

Die Borreliose ist eine Infektionskrankheit, die durch Zecken übertragen wird. Die Erkrankung verläuft in mehreren Stadien.

Meist beginnt sie mit der Hautmanifestation, dem **Erythema chronicum migrans**. Dies ist eine rötliche, mehr oder weniger kreisrunde Effloreszenz, die von der Bissstelle der Zecke ausgeht. Diese Rötung breitet sich zirkulär aus und blasst zentral ab.

Im Verlauf folgen neurologische Symptome, wie z. B. eine halbseitige Gesichtslähmung (Fazialisparese). Es kann aber auch zu einer aseptischen Meningitis oder einer Enzephalitis kommen.

Bei der **chronischen Borreliose**, die oft auch als Post-Lyme-Syndrom beschrieben wird, treten Stimmungsschwankungen, ausgesprochene Müdigkeit, Abgeschlagenheit, Schlafstörungen, Antriebsmangel, vermehrte Reizbarkeit, Ängste, Panikattacken, Konzentrationsstörungen, Orientierungsstörungen und Depressionen auf.

■ **Diagnosestellung**
Die Schwierigkeit ist es, den Nachweis zu erbringen, dass diese Symptomatik in Zusammenhang mit einer chronischen Borrelioseerkrankung steht. Im chronischen Stadium der Borreliose lassen sich im Nervenwasser nur sehr selten Borreliose-Antikörper finden.

Da die Diagnosestellung einer chronischen Borreliose so schwierig ist, ist die Anamnese besonders wichtig!

Hinweise auf Borreliose
- Zeckenbiss in der Vorgeschichte
- Muskuloskelettale Symptome
- Gelenkschmerzen
- Symptome der Haut
- Wortfindungsstörungen
- Andere neurologische Symptome
- Schubweises Auftreten der Schmerzen mit wechselnden Lokalisationen

4.2.3 Weitere Erkrankungen, die das ZNS betreffen können

Weitere differenzialdiagnostische Überlegungen können für alle Erkrankungen angestellt werden, die in einem Stadium auch das zentrale Nervensystem beeinflussen können.

Neben der Borreliose kann auch eine Tuberkulose neurologische Symptome und auch Störungen des Affektes verursachen. Meistens aber stehen andere somatische Symptome so sehr im Vordergrund, dass man selten über ein psychiatrisches Symptom, z. B. die Störung des Affekts, auf eine Neurotuberkulose schließt.

Sogar einige Stoffwechselerkrankungen können neuropsychiatrische Symptome verursachen. Auch hier sind diese Erkrankungen allerdings in der Regel so schwerwiegend, dass meist doch ein anderes wegweisendes somatisches Symptom zur Diagnosestellung geführt hat. Doch gerade die Zusammensetzung des Patientenklientels in der Kinder- und Jugendpsychiatrie, oft aus einem sehr wenig versorgenden psychosozialen Umfeld, führt dann doch immer wieder zu großen Überraschungen.

Morbus Wilson

Der Morbus Wilson ist eine autosomal-rezessiv vererbte Erkrankung, bei der der Kupferstoffwechsel in der Leber gestört ist. In der Folge wird vermehrt Kupfer in Leber, Auge, dem zentralen Nervensystem und anderen Organen gespeichert. Daraus ergibt sich auch das vielgestaltige Muster von Symptomen beim Morbus Wilson. Beispielsweise kann man in den Augen dieser Patienten den **Kayser-Fleischer-Kornealring** erkennen. Dieser goldbraune Rand der Iris entsteht durch die Einlagerung von Kupfer in die Hornhaut.

Über eine Einlagerung von Kupfer in das zentrale Nervensystem können folgende Symptome entstehen:

- Bewegungsstörungen,
- Zittern der Arme und Beine,
- verwaschene Sprache,
- Koordinationsstörungen,
- Schluckstörungen.

Selten sind Spastiken und epileptische Anfälle.

In 10 % der Fälle kommt noch eine Vielzahl von psychiatrischen Symptomen hinzu: Verminderung der Intelligenzleistung, Depression und Symptome, die einer Schizophrenie ähneln.

Porphyrien

Unter den Porphyrien versteht man eine Gruppe von Stoffwechselerkrankungen, die mit einer Störung des Aufbaus des roten Blutfarbstoffs einhergehen. Je nachdem, welches der 8 Enzyme einen Defekt aufweist, reichern sich Zwischenprodukte in verschiedenen Organen an und verursachen entsprechende Symptome. Der Name »Porphyrie« leitet sich von der ringförmigen Grundstruktur des roten Blutfarbstoffs, dem Porphyrin, ab.

Aufgrund Ihrer Hauptsymptome kann man 2 Gruppen unterscheiden:

- die akuten hepatischen Porphyrien und
- die kutane Porphyrie.

Differenzialdiagnostisch ist bei psychiatrischen Symptomen allerdings nur die akute hepatische Porphyrie von Bedeutung. Bei dieser Form leiden die Patienten unter Attacken von plötzlichen, schweren Bauchschmerzen, zusätzlich bestehen Erbrechen und Übelkeit. Auch haben die Patienten Schmerzen in den Extremitäten und im Rücken. Der Urin weist eine Rotfärbung auf.

Neben neurologischen Ausfällen kann es auch zu psychiatrischen Symptomen wie einer Depression, aber auch zu psychotischen Symptomen kommen. Auch hier ist es sehr unwahrscheinlich, dass diese Symptome bei einer nichtdiagnostizierten Porphyrie auftreten.

- **Diagnosestellung**

Über den Nachweis spezifischer Porphyrin-Vorläuferstoffe in Blut, Urin oder Stuhl kann die Diagnose gestellt werden.

Vitamin-B$_{12}$-Mangel

Ein Vitamin-B$_{12}$-Mangel entsteht in der Regel erst nach Jahren ungenügender Zufuhr oder Aufnahme des Vitamins. Deshalb sind die Symptome im Jugendalter eher seltener als im Erwachsenenalter. Am häufigsten findet man einen Vitamin-B$_{12}$-Mangel bei jugendlichen Mädchen, die bereits zu Beginn der Pubertät ihre Ernährung auf eine vegetarische oder vegane Ernährung umgestellt haben. Bei einem Mangel von Vitamin B$_{12}$ ist das bekannteste Symptom eine Blutarmut, die **perniziöse Anämie.**

In den letzten Jahren mehrten sich allerdings zunehmend Hinweise auf einen möglichen Zusammenhang zwischen einem Vitamin-B$_{12}$-Mangel und psychisch-psychiatrischen Symptomen. So wird immer wieder von ausgeprägter Erschöpfung, Konzentrationsstörungen, Depressionen, Schlafstörungen und sogar von Psychosen gesprochen. Eindeutig wissenschaftlich belegt ist dies allerdings bisher noch nicht. Gleichzeitig wird diese Symptomatik massiv von der Pharmaindustrie beworben.

- **Diagnosestellung**

Anhand von mehreren Laborparametern (Cobalamin, Holotranscobalamin, Homocystein und Methylmalonat) kann ein Vitamin B$_{12}$ Mangel dargestellt werden. Gleichzeitig sollte nach Folsäure- und einem Eisenmangel gesucht werden. Um eine eventuelle Anämie zu diagnostizieren, muss natürlich ein Blutbild erfolgen.

Zöliakie/Gluten- und Weizensensitivität/Weizenallergie

Sowohl die weit unterdiagnostizierten Erkrankungen Gluten- und Weizensensitivität als auch die Weizenallergie können Depressionen verursachen. Diese sind genauer in ▶ Abschn. 7.3.3 beschrieben.

Weitere Differenzialdiagnosen

Weitere somatische Differenzialdiagnosen
- Enzephalitis (▶ Kap. 2)
- Schilddrüsenüberfunktion (▶ Kap. 3)
- Tumore im Bereich des Temporallappens (▶ Kap. 3)
- Depression als Nebenwirkung von Medikamenten wie Antikonvulsiva, Psychostimulanzien, Neuroleptika oder auch Zytostatika!
- Genetische Erkrankungen

4.3 Allgemeiner Zusammenhang zwischen Depression und somatischen Erkrankungen

Depression und somatische Erkrankungen treten häufig gemeinsam auf. Die Lebenszeitprävalenz für eine depressive Erkrankung oder eine Angststörung bei körperlich kranken Menschen liegt bei ca. 40 %.

Bezüglich somatopsychischer Komorbiditäten bzw. der Komorbidität von depressiven Störungen und somatischen Erkrankungen ist zu bedenken, dass es verschiedene Assoziationsmöglichkeiten gibt:

- Die somatische Erkrankung oder die zur Behandlung eingesetzten Medikamente verursachen die psychische Störung. Wie in Fallbeispiel 4.2 beschrieben (▶ Abschn. 4.2) kann z. B. eine Schilddrüsenunterfunktion depressive Symptome auslösen und/oder verstärken.
- Die psychische Störung entwickelt sich als Reaktion auf eine somatische Erkrankung und ihre Behandlung. Beispiel: Die Diagnose eines juvenilen Diabetes löst eine depressive Episode aus.
- Eine psychische Störung geht dem Beginn körperlicher Symptome bzw. Erkrankungen voraus und/oder kann sie ungünstig beeinflussen.
- Die somatische Erkrankung und psychische Störung treten nur zufällig gleichzeitig auf.

Literatur

Davies TF, Amino N (1993) A new classification for human autoimmune thyroid disease. Thyroid 3:331–333

Angststörungen

N. Charlier, *Somatische Differenzialdiagnosen psychischer Symptome im Kindes- und Jugendalter,*
DOI 10.1007/978-3-662-48776-1_5, © Springer-Verlag Berlin Heidelberg 2016

Bei diesen Störungen handelt es sich um unrealistische oder übermäßig ausgeprägte Angst als Hauptsymptomatik. Meist ist die Angst nicht auf bestimmte Objekte oder Situationen begrenzt.

5.1   Generalisierte Angststörung

Fallbeispiel 5.1: Angstsymptomatik eines 12-jährigen Mädchens
In der Ambulanz stellt sich die 12-jährige Nele mit ihren Eltern vor. Die Mutter erzählt, dass sie sich »jetzt mal entschlossen hätten, Nele wegen ihren Ängsten vorzustellen«. Nele habe schon seit vielen Jahren immer wieder Ängste. Eigentlich habe dies schon mit dem Kindergarten begonnen. Damals habe die Eingewöhnungszeit sehr lange gedauert, und es sei Nele sehr schwer gefallen, sich von der Mutter zu trennen. Die Mutter beschreibt weiter sich und ihre Tochter als sehr eng verbunden. Der Vater von Nele sei beruflich immer viel unterwegs und müsse auch öfters in andere Städte fliegen. Und genau dabei sei es besonders schlimm. Nele würde fürchterlich weinen und habe Angst, dass der Vater im Flugzeug abstürzen würde. Der Vater muss sie kurz vor dem Abflug anrufen und auch sofort, nachdem er gelandet ist. Aber auch so habe Nele häufig Angst, dass jemand aus ihrer Familie etwas passieren könnte. Mittlerweile ist aber die Angst eigentlich immer da. Nele fühle sich nervös und klagt immer über kaltschweißige Hände. Auch bei der Begrüßung war Neles Hand kaltschweißig. Im weiteren Gespräch mit der Familie beschreibt die Mutter, dass auch sie früher eine Angststörung hatte und heute noch immer wieder unter Ängsten leide.
Diagnose: Generalisierte Angststörung

5.1.1   Psychisch-psychiatrisches Erkrankungsbild

Bei der generalisierten Angststörung handelt es sich um freie flottierende, anhaltende Angst mit vielfältigen, insbesondere vegetativen Symptomen. Im Kindes- und Jugendalter werden häufig weniger typische Beschwerden wie Herzrasen, schnelles Atmen, Schwitzen und Magenkrämpfe beschrieben.

Die Symptome von Angst treten an den meisten Tagen über eine Dauer von mindestens mehreren Wochen auf. Es geht um Befürchtungen, übertriebene Sorgen bezüglich alltäglicher Ereignisse und Probleme wie die Schul- oder Arbeitssituation. Weiter geht es um Sorgen über zukünftiges Unglück oder die Schwierigkeiten, diese Sorgen zu kontrollieren. Hinzu kommen häufig Konzentrationsschwierigkeiten und Nervosität.

Weitere vegetative Symptome können Muskelverspannungen, Zittern oder chronische Schmerzen sein. Auch Tachykardie, Tachypnoe, Schwitzen, Benommenheit, Mundtrockenheit oder Oberbauchbeschwerden können dazugehören.

5.1.2   Somatische Differenzialdiagnosen

Fallbeispiel 5.2: Angstsymptomatik eines 16-jährigen Mädchens
In der Klinik stellt sich ein 16-jähriges Mädchen vor. Sie berichtet, dass sie seit 3 Jahren immer wieder regelmäßig Ängste mit Herzrasen habe. Weiter berichtet sie, dass sie dabei dann auch so schnell atmen würde, dass sie hyperventiliere. Wegen sozialer Probleme lebe sie in einer thera-

peutischen Wohngruppe. Für ihre Ängste und die Panikattacken können von ihr keine auslösenden Ereignisse beschrieben werden. Die Mutter der Patientin sei psychisch erkrankt. Bei einem Elterngespräch wirkt diese verwahrlost und in sehr schlechtem Zustand.

Bei der körperlichen Untersuchung des 16-jährigen Mädchens fallen bereits bei der Aufnahme die Augen auf. Sie hat einen beidseitigen Exophtalmus; das heißt, man konnte beim Blick in die Augen sowohl oberhalb als auch unterhalb der Pupille das Weiß der Augen sehen. Die Laborwerte bestätigten dann auch den Verdacht der Blickdiagnose.

Diagnose: Schilddrüsenüberfunktion vom Typ Morbus Basedow.

Morbus Basedow

Bei Fallbeispiel 5.2 des 16-jährigen Mädchens scheint es sich auf den ersten Blick um eine Angststörung mit einer Panikstörung zu handeln. Weiter fällt bei dem Fallbeispiel aber auch auf, dass es sich um ein medizinisch und sozial nicht gut versorgtes Mädchen handelt. Deshalb ist auch davon auszugehen, dass eventuelle somatische Erkrankungen nicht erkannt wurden. Insofern ist bei dieser Fallgeschichte besonders auf eine **organische Angststörung** zu achten.

Der Morbus Basedow ist die häufigste Ursache für eine Hyperthyreose bei Kindern und Jugendlichen. Der Häufigkeitsgipfel liegt allerdings zwischen dem 20. und 40. Lebensjahr. Wie bei allen Autoimmunerkrankungen sind Frauen 5-mal häufiger betroffen. Die Ursache der Erkrankung ist die Produktion von TSH-Rezeptor-Antikörpern. Diese Antikörper sind in der Lage, den TSH-Rezeptor zu stimulieren, und es kommt zu einer pathologisch vermehrten Hormonsynthese.

Je nach Ausprägung der Erkrankung spricht man von 3 verschiedenen Schweregraden der Überfunktion:

- subklinische Hyperthyreose,
- manifeste Hyperthyreose,
- thyreotoxische Krise.

Klinik der manifesten Schilddrüsenüberfunktion

- Gewichtsabnahme bei normalem Appetit
- Durchfall
- Schulischer Leistungsknick
- Tachykardie
- Schlafstörung
- Angststörung
- Häufig eine homogene Struma
- Vermehrtes Längenwachstum
- Exophtalmus bei 25–60 % der Patienten
- Blutdruckanstieg
- Nervosität
- Tremor

■ **Diagnosestellung**

Genau wie in dem Fallbeispiel erfolgt die Diagnosestellung bei Morbus Basedow oft schon durch eine Blickdiagnose. So ist meist die vergrößerte Schilddrüse zu sehen und zu tasten. Die

Haut ist warm und feucht, und gleichzeitig kann man bei genauem Hinschauen auch einen Tremor der Finger erkennen. Weiter wird bei der körperlichen Untersuchung auch meist eine Tachykardie festzustellen sein. Letztendlich erfolgt die Diagnosestellung über die **Blutanalyse**: Eindeutige Laborparameter sind ein verminderter, supprimierter TSH-Wert bei erhöhten Schilddrüsenhormonen. Die Erhöhung der TSH-Rezeptor-Antikörper (TRAK) lässt sich gut nachweisen. Auch bei der Sonografie der Schilddrüse zeigen sich durch eine herabgesetzte Echogenität und eine gesteigerte Durchblutung Hinweise auf einen Morbus Basedow.

Zöliakie

Auch eine Zöliakie kann Ängste und Depressionen verstärken wie in ▶ Abschn. 7.2.4 beschrieben.

5.2   Panikstörung

5.2.1   Psychisch-psychiatrisches Erkrankungsbild

Fallbeispiel 5.3: Panikattacke bei einem 16-jährigen Mädchen
Die 16-jährige Alisa stellt sich in der Klinik als Notfall vor. Sie berichtet, dass sie heute am Nachmittag eine Panikattacke hatte. Mittlerweile habe sie sich wieder etwas beruhigt, aber es sei fürchterlich gewesen. Weiter berichtet sie, dass sie schon mehrfach unter diesen Panikattacken gelitten habe und dass sich die Intervalle zwischen den Anfällen verkürzt hätten. Sie könne nicht einmal genau den Grund für die Panik angeben, aber mittlerweile habe sie bereits Angst vor der Angst. Sie lebe bei ihrem alleinerziehenden Vater, und dieser würde sie mittlerweile sogar in die Schule fahren.
Diagnose: Panikstörung

Bei der Panikstörung handelt es sich um wiederkehrendes Auftreten ausgeprägter Angstattacken. Diese beschränken sich nicht auf spezifische Situationen oder Umstände. Sie sind nicht vorhersehbar und führen deshalb auch zu einer Erwartungsangst.

Eine Panikattacke ist klar abgrenzbar von angstfreien Intervallen. Die Symptome treten abrupt auf und können innerhalb von wenigen Minuten ihr Maximum erreichen: Herzklopfen, Schwitzen, Zittern, Mundtrockenheit, Beklemmungsgefühl, Hyperventilation, Brustschmerz oder Beklemmungsgefühl, Übelkeit oder Magen-Darm-Beschwerden, Schwindel, Entfremdungsgefühle, Angst, die Kontrolle zu verlieren oder verrückt zu werden, Angst zu sterben, Hitzegefühle oder Kälteschauer. Die intensive Angst führt meist zum fluchtartigen Verlassen des jeweiligen Ortes. Die einzelnen Anfälle dauern meist nur wenige Minuten. Die Situation, in der eine Panikattacke auftritt, wird danach häufig vermieden.

Bei dem psychiatrischen Erkrankungsbild teilt man die Panikstörung in 3 Schweregrade in Abhängigkeit von den Panikattacken innerhalb von 4 Wochen ein, wie in ◘ Tab. 5.1 dargestellt:

◘ Tab. 5.1	Schweregradeinteilung der Panikstörung
Leichte Panikstörung	Weniger als 4 Panikattacken in 4 Wochen
Mittelgradige Panikstörung	Mindestens 4 Panikattacken in 4 Wochen
Schwere Panikstörung	Mindestens 4 Panikattacken pro Wochen über einen Zeitraum von 4 Wochen

5.2.2 Somatische Differenzialdiagnosen

Fallbeispiel 5.4: Angstsymptomatik bei einem 10-jährigen Jungen
In der Ambulanz stellt sich der 10-jährige Andreas vor. Er habe vielfältige Ängste im Alltag. Schon immer habe seine Mutter ihn als zurückhaltendes, ängstliches Kind erlebt. Im August letzten Jahres aber habe Andreas einen Wiederbelebungsversuch bei einer ihm unbekannten Person miterlebt. Danach habe er vermieden, über dieses Ereignis zu sprechen. In den Monaten danach habe Andreas mehrmals Herzrasen erlebt, und bei ihm wurde eine Panikstörung diagnostiziert. Letzten Monat wurde er dann erneut wegen Herzrasen in eine Klinik eingewiesen. Im EKG konnte eine supraventrikuläre Tachykardie nachgewiesen werden. Diese sistierte unter Adenosingabe. Im Rahmen dieser Tachykardie habe Andreas Todesängste erlitten.
Im EKG zeigte sich im Verlauf die typische Deltawelle und über eine Katheterablation konnte eine akzessorische Leitungsbahn elektrophysiologisch nachgewiesen und abladiert werden. Seitdem treten keine Tachykardien mehr auf. Allerdings habe Andreas immer noch Ängste und besonders Angst vor dem erneuten Auftreten. Zusätzlich habe er Ängste vor weiteren Krankheiten und Ängste vor Tieren entwickelt.
Diagnose: Zustand nach Präexzitations-Syndrom, Reaktion auf schwere Belastung, Verdacht auf die Entwicklung einer generalisierten Angststörung

Bei der Diagnose der Panikstörung ist eine somatische Abklärung unabdingbar. Neben der in ▶ Abschn. 5.1.2 beschriebenen Hyperthyreose gilt es, bei einer Panikattacke einige Erkrankungen mit in Erwägung zu ziehen. Sicherlich ist eine Blutentnahme mit der Frage nach einer Unterzuckerung sinnvoll. So kann es durch eine akute Unterzuckerung zu massiven Ängsten und Panik kommen. Weiter sind auch eine Substanzmissbrauch und ggf. eine Entzugssymptomatik möglich. Hier empfiehlt es sich, einen BTM-Urin durchzuführen.

Eine weitere Differenzialdiagnose ist die bereits in ▶ Kap. 3 beschriebene Temporallappenepilepsie.

Tachykarde Herzrhythmusstörungen im Kinder- und Jugendalter
Bei der Panikstörung wird eher selten auch an eine Herzrhythmusstörung gedacht. Allerdings gehören Herzrhythmusstörungen und Herzerkrankungen zur Differenzialdiagnose der Angst- und Panikstörung. Schnelle Herzrhythmusstörungen können paroxysmal, also gelegentlich, oder chronisch-permanent zu einer Erhöhung der Vorhof- und/oder Kammerfrequenz führen. Die Ursachen sind unterschiedlich, und man unterteilt in supraventrikuläre (SVT) und ventrikuläre Tachyarrhythmien (VT).

❯ **Bei einer Panikstörung muss eine Herzrhythmusstörung immer mit abgeklärt werden!**

Die **supraventrikuläre Tachykardie** ist besonders bei Kindern und Jugendlichen die häufigste symptomatische Tachyarrhthmie!

Die klinische Symptomatik richtet sich nach dem Lebensalter, der kardialen Anatomie sowie nach dem Typ der vorliegenden Tachyarrhythmie. So kann eine supraventrikuläre Tachykardie harmlos sein, es kann sich aber auch z. B. bei einem gesunden Säugling bei plötzlich auftretenden SVT und Kammerfrequenzen von teilweise über 250/min aufgrund der verkürzten diastolischen Füllung des Ventrikels rasch eine Herzinsuffizienz entwickeln.

Wenn es nur zu gelegentlich auftretenden SVT bei Kindern und Jugendlichen kommt, werden diese als Palpitationen, Schwindel, Unwohlsein und eben auch als Ängste und Panik empfunden und beschrieben.

Bei der chronisch-permanenten SVT findet sich aufgrund der Gewöhnung häufig auch keine akute Symptomatik. Besonders bei chronisch leicht erhöhter Herzfrequenz kann es aber auf der Grundlage einer bestimmten Persönlichkeit und von psychosozialen Umständen zur Manifestation einer Angststörung kommen. Insgesamt besteht langfristig aber auch immer die Gefahr, dass sich eine Einschränkung der linksventrikulären Funktion entwickelt.

Die Symptome der ventrikulären Tachykardie können ähnlich sein. Hinzu kommen aber häufiger Synkopen, und natürlich besteht bei hohen Herzfrequenzen auch die Gefahr des plötzlichen Herztodes.

Supraventrikuläre Tachykardien auf der Grundlage akzessorischer Leitungsbahnen

Besonders im Kindesalter ist die häufigste Ursache der SVT eine akzessorische atrioventrikuläre Leistungsbahn. Beim Vorliegen einer Deltawelle im EKG spricht man von einem Wolff-Parkinson-White (WPW)-Muster. Dieses angeborene akzessorische Bündel schließt die elektromechanische Leitung kurz und geht mit einer Vielzahl von plötzlich auftretenden Tachyarrhythmien einher. Zusätzlich besteht aber auch bei Kindern und Jugendlichen die Gefahr des Auftretens eines plötzlichen Herztodes.

AV-Knoten-Reentry-Tachykardien

Die zweithäufigste Form von angeborenen supraventrikulären Tachykardien im Kindesalter ist die AV-Knoten-Reentry-Tachykardie (AVNRT). Bei dieser Form werden AV-Knotenleitungsbahnen mit einem schnell leitenden Schenkel und einem langsam leitenden Schenkel beschrieben. Aufgrund des elektrophysiologischen Mechanismus besteht bei dieser Erkrankung praktisch kein Risiko für einen plötzlichen Herztod. Die Indikation zur Behandlung ergibt sich aus der Symptomatik und dem individuellen Leidensdruck – und dies kann eben auch eine Angst oder Panikstörung sein. Die Behandlung wäre die selektive Katheterablation.

Neben diesen häufigen Formen gibt es noch seltenere Formen:

- permanente Form der junktionalen Reentry-Tachykardie und die fokale artriale Tachykardie,
- postoperative junktionale ektope Tachykardie,
- Intraatriale Reentry-Tachykardien.

Tachykarde ventrikuläre Herzrhythmusstörungen im Kinder- und Jugendalter

Man unterscheidet bei den tachykarden Herzrhythmusstörungen anhaltende oder nichtanhaltende Herzrhythmusstörungen. Bei der Panikstörung ist sicherlich die **temporäre Herzrhythmusstörung** mit einer abnormen hohen Herzfrequenz als mögliche Ursache zu bedenken.

Als die 3 wichtigsten Diagnosegruppen unterscheidet man

- die genetischen Arrhythmiesyndrome,

- Kardiomyopathien und
- angeborene Herzfehler.

Genetische Arrhythmiesyndrome

Diese Gruppe eint eine vererbbare Genmutation, die den Ionenhaushalt der Herzzellen stört. Jede Mutation beeinflusst entweder die Ionenkanäle für Kalium oder Natrium in der Zellwand (langes QT-Syndrom, kurzes-QT-Syndrom, Brugada-Syndrom). Auch kann der Kalziumaustausch innerhalb der Zelle gestört sein (katecholaminsensitive, polymorphe ventrikuläre Tachykardie). Diese Störungen des Ionenhaushaltes führen zu einer Verlängerung oder Verkürzung des Aktionspotenzials. So können diese Syndrome auch zu Tachyarrythmien und folglich zu gefühltem Herzrasen und Panik führen.

Tachyarrythmie bei Kardiomyopathie

Auch bei diesen genetischen Erkrankungen kann es zu Tachyarrhythmien im Sinne eines Reentry-Phänomens kommen. Die Ursache liegt in der Regel in den Herzmuskelfasern. So können diese entweder hypertrophiert sein, oder die gesamte Herzkammer ist dilatiert (hypertrophe Obstruktion oder nichtobstruktive Kardiomyopathie). Eine Sonderform stellt die arrhythmogene rechtsventrikuläre Kardiomyopathie dar. Bei dieser Erkrankung kommt es zu einer Degeneration und zur Fetteinlagerung in die Wand des rechten Ventrikels. So schwerwiegend diese Erkrankungen sind, ist durch den Reentry-Mechanismus mit einer Tachykardie die Diagnosestellung durch das Symptom von Herzrasen, Panik und Angst möglich. Allerdings ist auch hier leider oft der plötzliche Herztod in jungen Jahren bereits das erste richtige Symptom.

Tachyarrythmie bei angeborenem Herzfehler

Angeborener Herzfehler prädisponieren zu einer ventrikuläre Tachyarrythmie im Falle einer vorbestehenden Myokardschädigung. Durch eine langfristige Volumen- und/oder Druckbelastung und Sauerstoffmangel kann es zu einer Narbe im Myokard kommen. Diese Narbe kann dann wiederum ein zentrales Hindernis der elektromechanischen Kopplung des Herzens sein und kreisende Erregungen wiederum im Sinne eines Reentry-Mechanismus auslösen.

▪ Diagnostik

Bei der Diagnose einer Angst oder Panikstörung sollte eine Erkrankung des Herzens ausgeschlossen werden. Wenn vorhanden, sollte die Dauer und Häufigkeit von Tachykardien festgestellt werden. Darüber hinaus ist eine bildgebende Diagnostik zum Ausschluss anatomischer oder funktioneller Ursachen und zur Beurteilung der Herzfunktion erforderlich.

Als wichtigste apparative Diagnostik steht an erster Stelle das **Standard-EKG** mit einem langen Rhythmusstreifen. Weiter kann über ein **Langzeit-EKG** und über ein **Belastungs-EKG** nachgedacht werden. Zusätzlich gibt es **medikamentöse Provokationstests**. So kann man z. B. Adenosin zur Differenzialdiagnose und Therapie bei Vorhoftachykardien und bei Tachykardien mit verbreiterten QRS-Komplexen verwenden. Ajmalin ergibt beispielsweise beim Brugada-Syndrom eine typische Expression im EKG. Bei nachgewiesener tachykarder Rhythmusstörung gehört zur Diagnostik auch die elektrophysiologische Diagnostik mittels Herzkatheteruntersuchung. Zur **bildgebenden Diagnostik** sind weiter die Echokardiografie und ein Röntgen-Thorax sinnvoll.

Phäochromozytom

Fallbeispiel 5.5: Historischer Fallbericht von Minna Roll:
Ein sehr interessanter Fallbericht stammt aus dem Jahre 1884: Beschrieben wurde bereits damals ein 18-jähriges Mädchen mit Panikattacken. Dieses Mädchen habe plötzlich Panikattacken mit Herzklopfen gezeigt, gefolgt von schweren Kopfschmerzen. Diese Episoden hätten nur einige Minuten gedauert, seien dann aber immer wiedergekommen. Das Herzrasen wird in diesem Fallbericht als sehr ausgeprägt beschrieben. So habe Minna eine Herzfrequenz von bis zu 180/min gehabt. Eindeutig gegen die damals noch relativ unbekannte Angststörung sprach, dass Minna nach einigen Wochen verstarb.
Diagnose: Phäochromozytom

Diese Fallgeschichte aus dem Jahre 1884 beschreibt gut die Symptomatik des Phäochromozytoms. Neben den Leitsymptomen Tachykardie und Kopfschmerzen kommen noch subfebrile Temperaturen, Nervosität, Blässe, Apathie, Schwindel, Gewichtsverlust, Polyurie, Polydypsie und eine arterielle Hypertonie hinzu.

Beim Phäochromozytom handelt es sich um einen seltenen katecholaminproduzierenden Tumor der chromaffinen Zellen des Nebennierenmarkes. Meistens produziert dieser Tumor Noradrenalin und sezerniert dies in den Blutkreislauf. Überwiegend handelt es sich allerdings um gutartige Tumore. Eine Einteilung ist in ◘ Tab. 5.2 aufgeführt.

▪ **Diagnosestellung**
Die Diagnosestellung bei einem katecholaminproduzieren Tumor erfolgt über die Bestimmung der Katecholaminausscheidung im 24-Stunden-Urin (Vanillinmandelsäure als Abbauprodukt). Weiter kann man natürlich jede größere Raumforderung sonografisch darstellen. Neben weiteren bildgebenden Verfahren wie dem CT oder dem MRT kann auch die Szintigrafie mit Meta-Jod-123-Benzylguanidin (MIBG) zur Diagnosestellung herangezogen werden.

◘ Tab. 5.2 Einteilung der Phäochromozytoms	
10 %	Maligne
10 %	Familiäres Auftreten
10 %	Bestandteil einer multiplen endokrinen Neoplasie (MEN)
70% im Rahmen anderer Syndrome	Morbus Sturge-Weber, Hippel-Lindau-Syndrom, Neurofibromatose Typ I

Dissoziative Störungen

N. Charlier, *Somatische Differenzialdiagnosen psychischer Symptome im Kindes- und Jugendalter*,
DOI 10.1007/978-3-662-48776-1_6, © Springer-Verlag Berlin Heidelberg 2016

6.1   Psychisch-psychiatrisches Krankheitsbild im Überblick

Diese Störungen wurden früher als verschiedene Formen der Konversionsneurose oder Hysterie klassifiziert. Das allgemeine Kennzeichen der dissoziativen oder Konversionsstörungen ist der teilweise oder völlige Verlust der normalen Integration im Hinblick auf Erinnerung an die Vergangenheit, Identitätsbewusstsein, unmittelbare Empfindung sowie auf die Kontrolle von Körperbewegungen. Der Verlust von normalerweise willkürlich beherrschbaren körperlichen Funktionen kann hinsichtlich von Ausmaß und Tempo des Ablaufs stark schwanken.

Diagnosebegründend sind das Fehlen einer organischen Störung, die das Symptom kausal erklären könnte, sowie der (nicht immer leicht zu führende) Beleg für eine psychische Verursachung. Eine nahe zeitliche Verbindung zu traumatisierenden Ereignissen, unlösbaren oder unerträglichen, bewussten oder unbewussten Konflikten oder aktuell gestörten Beziehungen sollte bestehen.

Diese Symptomatik ist angesichts einer inter- aber v. a. auch intraindividuell oft variablen Klinik sehr schwer einzuschätzen. Es liegt eine deutliche Häufung der dissoziativen Störungen beim weiblichen Geschlecht vor. Bei Kindern und Jugendlichen werden hysterische Störungen mit 1,5–5 % angegeben, Mädchen überwiegen gegenüber Jungen im Verhältnis 3 : 1 bis 4 : 1. Etwa 40 % aller Konversionsyndrome äußern sich in Anfällen und Bewegungsstörungen, 10 % äußern sich in Lähmungen und sensoriellen Ausfällen.

In der Übersicht wird versucht, positive Kriterien als Hinweis auf eine Dissoziationsstörung zusammenzufassen.

Positive Kriterien als Hinweis für eine dissoziative Störung (nach Resch 1999)
- Übernahme von Symptomen in Anlehnung an ein Modell
- Mangel an Betroffenheit (belle indifference)
- Positive Familienanamnese bzgl. psychosomatischer/psychiatrischer Erkrankungen
- Organische Erkrankungen am oder vor dem Beginn der dissoziativen Symptomatik
- Symptomwechsel
- Primärer oder sekundärer Krankheitsgewinn
- Symbolgehalt der Symptomatik
- Zahlreiche Arztbesuche
- Persönlichkeitsentwicklungsstörungen
- Traumatische Lebensereignisse

Auch wenn in den Leitlinien zu Diagnostik von psychischen Störungen ganz bewusst der Terminus Hysterie vermieden wird, lassen sich viele dissoziative Störungen besser anhand von psychoanalytischen, psychodynamischen Erklärungsmodellen verstehen. Da ein Verständnis von psychoanalytischen Erklärungsmodellen in der Kinder und Jugendpsychiatrie zunehmend selten geworden ist, wird die Diagnose häufig unsicher gestellt. Das mangelnde Wissen führt allerdings nicht zu einem Rückgang der Diagnose der dissoziativen Störung, sondern das mangelnde Wissen über ätiologisch relevante innerpsychische Konflikte führt dazu, dass, sobald kein somatisches Korrelat gefunden wurde, der Verdacht auf eine dissoziative/psychosomatische Genese geäußert wird und somit die Diagnose der dissoziativen Störung eher zunimmt.

Die Gefahr ist, dass weiterführende somatische Diagnostik ausbleibt und somatische Erkrankungen unentdeckt bleiben.

- **Psychoanalytisches Verständnis von Konversionsneurosen**

Neuere psychoanalytische Theorien plädieren dafür, von einem hysterischen Modus zu sprechen (Mentzos 1996). Das Ziel des hysterischen Modus ist immer die Lösung eines Konfliktes. Ein Konflikt, dessen Triebbefriedigung unmöglich ist, ist dabei nicht äußerlich, sondern durch Gebote und Verbote internalisiert worden, er lässt sich nicht mit Über-Ich und Ich-Ideal vereinen (Mentzos 1980). Durch den hysterischen Modus kommt es zur Konfliktbearbeitung. Ödipale, orale und narzisstische Konflikte werden dadurch abgewehrt, pseudogelöst und kompensiert. Der Betroffene erscheint im Rahmen einer unbewussten Inszenierung sowohl für die anderen als auch für sich selbst als quasi ein anderer, ohne Konflikte. Der hysterische Modus ist bei unerträglichem Schulderlebnis, aber auch im Zusammenhang mit unerträglicher Scham notwendig. Dies scheint besonders häufig bei Erotisierung des ödipalen Objektes vorzukommen. Schwere Schuld- und Schamgefühle wegen des inzestuösen Begehrens bedrohen das Selbst. Dabei ist es aber wichtig, dass die Sexualisierung des ödipalen Objektes meist ohne reale sexuelle Traumatisierung stattgefunden hat. Der hysterische Modus ist v. a. in der Adoleszenz, die eine Integration der Genitalität und die Ablösung vom Elternhaus fordert, ein in der normalen Entwicklung eingesetzter Modus (siehe Fallbeispiel 6.1, ▶ Abschn. 6.2.1).

6.2 Lähmung

6.2.1 Psychogene Lähmung

Fallbeispiel 6.1: Lähmung ohne somatischen Befund
In der Kinderklinik wird ein 14-jähriges Mädchen eingeliefert. Das Mädchen kann sich nicht bewegen, ist nicht ansprechbar und liegt starr und steif auf dem Bett. Eine körperliche Untersuchung ergibt einen Normalbefund. Besonders die Reflexe und die Pupillenreflexe sind unauffällig. Das Ereignis, so berichtet die Mutter, sei ganz plötzlich aufgetreten.
Bisher ist in der Kinderklinik eine ausführliche somatische Diagnostik erfolgt: Eine Lumbalpunktion und ein CT des Kopfes bei Verdacht auf einen Hirntumor ergaben einen Normalbefund. Auch konnte eine Blutentnahme keinen wegweisenden Befund erbringen.
In einem Gespräch mit der Mutter berichtete diese vom auslösenden Ereignis: Ganz plötzlich sei die Lähmung vor 2 Tagen eingetreten. Damals habe der Freund der Mutter sie selbst und das Mädchen zu Hause besucht. Da das Mädchen eine gute Klassenarbeit geschrieben hatte, habe der Freund der Mutter das Mädchen dazu beglückwünscht und sie umarmt. Plötzlich habe sich das Mädchen nicht mehr bewegen können.
Diagnose: dissoziative Störung

6.2.2 Somatische Differenzialdiagnosen

Fallbeispiel 6.2: Lähmung und Taubheit
Konsiliarisch wird mir eine 14-jährige Patientin aus der Kinderklinik vorgestellt. Seit Anfang des Jahres gab es zwei Ereignisse mit Übelkeit und anschließender Hyperventilation. Keine Bewusstlosigkeit. Jeweils einige Tage nach diesen Ereignissen kam es zu Lähmung und Taubheit der linken Hand distal des Handgelenkes. Nach einigen Tagen normalisierten sich spontan die Symptome. Jetzt allerdings habe es wieder so ein Ereignis gegeben und das Mädchen berichtet, dass

jetzt dauerhaft Ihre linke Hand taub und gelähmt sei. Erst nach einigen Tagen entwickelten sich zunehmend Schmerzen im linken Handgelenk, und nach Ibuprofengabe kam es allmählich zu einer Normalisierung von Motorik und Sensibilität.
Diagnose: Verdacht auf Karpaltunnelsyndrom

Bei allen dissoziativen Störungen, die mit Lähmungserscheinungen einhergehen, muss auch an eine somatische Ursache im Sinne einer **Parese** gedacht werden. Unter einer Parese versteht man akut oder subakut auftretende Schwäche eines Muskels oder mehrerer Muskeln oder von Muskelgruppen. Als Ursache kommen Prozesse im gesamten Verlauf der motorischen Bahnen vom ersten motorischen Neuron bis zum Zielmuskel in Frage. In ❏ Tab. 6.1 sind Erkrankungen mit Paresen der betroffenen Lokalisation zugeordnet.

Leitsymptome **peripherer** Paresen sind neben der Funktionseinschränkung eine Verminderung des Muskeltonus und der Muskeleigenreflexe.

Bei Kindern mit **zentral ausgelösten Paresen** zeigt sich demgegenüber nach einer initialen Erschlaffungsphase meist eine Steigerung des Muskeltonus bei lebhaften bis gesteigerten Muskeleigenreflexen. Bei Kindern mit zentralen Paresen bestehen oft begleitende Symptome einer Enzephalopathie wie Kopfschmerzen, Sehstörungen, eine Beeinträchtigung des Bewusstseins oder Krämpfe.

Neben **generalisierten Paresen** werden solche mit bestimmten **Verteilungsmustern** unterschieden. Dies lässt Rückschlüsse auf die zugrunde liegenden Schädigungen zu. Typische Muster sind halbseitige Paresen bei zerebralen oder spinalen Prozessen, dermatomorientierte Verteilung bei Ausfall spinaler Wurzeln oder Plexusschäden sowie das Versorgungsgebiet eines Nervs bei peripheren Läsionen. Hier bestehen meist auch Störungen der Sensibilität und der autonomen Innervation mit livider Verfärbung und auffallender Kühle im betroffenen Versorgungsgebiet.

Neben der Lokalisation kann eine anamnestisch erfragte Symptomatik zum Zeitpunkt des Beginns der Erkrankung eine wichtige differenzialdiagnostische Bedeutung haben. Viele neuromuskuläre Erkrankungen gehen mit **Infektionserkrankungen** einher. Häufig sind hierbei Tonsillitiden oder grippale Infekte. In seltenen Fällen können sie auch durch Impfungen getriggert werden. Aufsteigende Lähmungen werden bei akuten Polyneuritiden (Guillain-Barré-Syndrom) beobachtet. Mitunter klagen die Patienten dabei auch über Parästhesien oder Rückenschmerzen. Eine tageszeitliche Abhängigkeit der Paresen mit Verstärkung der Symptomatik nach Belastung oder gegen Abend weist auf ein myasthenisches Geschehen hin. Begleitend können dabei auch Schmerzen der Gelenke oder Doppelbilder auftreten. Bei vorausgehenden Infekten muss auch heute noch an die **Poliomyelitis** gedacht werden und der

❏ **Tab. 6.1** Ursachen von Paresen

Erstes motorisches Neuron	Zweites motorisches Neuron	Muskel
Ischämie	Guillain-Barré-Syndrom	Myositis
Entzündung	Neuritis	Muskeldystrophie
Blutung	Myasthenie	
Raumforderung	Myelitis	
Demyelinisierung	Karpaltunnelsyndrom	
Myelitis		

Impfstatus kontrolliert werden, dies besonders nach Auslandsaufenthalten. In den Sommermonaten häufen sich auch Neuroborreliosen und können für Lähmungen verantwortlich sein. Daher sollte auch die Frage nach einer **Zeckenexposition** nicht vergessen werden.

> ❯ Gezielt sollte immer nach Kopfschmerzen, Sehstörungen und Erbrechen (besonders Nüchternerbrechen!) gefragt werden!

Als erstes sollte in der körperlichen Untersuchung herauskommen, ob es sich um eine zentrale oder periphere Ursache der Parese handelt. Die unterschiedlichen Symptome bei einer zentralen oder peripheren Ursache sind in ◘ Tab. 6.2, die unterschiedlichen Erkrankungen in ◘ Tab. 6.3 dargestellt.

◘ **Tab. 6.2** Unterscheidung von Paresen

Zentrale Ursache	Periphere Ursache
Beeinträchtigung des Bewusstseins	Spezifisches Verteilungsmuster, das dem Innervationsgebiet eines Nerven entspricht
Motorische Störungen im Bereich der Hirnnerven (Sprechstörungen, Schluckstörungen, Strabismus)	Dermatomorientierte Schädigung im Bereich eines Plexus
Schiefhaltung des Kopfes kann auf einen Prozess in der hinteren Schädelgrube hinweisen	Meist Sensibilitätsstörungen und eine Beeinträchtigung der autonomen Innervation mit livider Verfärbung und Herabsetzung der Hauttemperatur
Meningitiszeichen und eine Erhöhung der Körpertemperatur lassen an eine infektiöse Genese denken	Die Muskeleigenreflexe sind erloschen
Armbetonte Halbseitenlähmungen lassen an eine zerebrale Ischämie denken	Der Muskeltonus ist schlaff
Der Muskeltonus ist bei zentralen Ursachen anfänglich eher erhöht, die Reflexe sind oft sogar gesteigert	

◘ **Tab. 6.3** Ursachen von Paresen

Ursachen peripherer Paresen	Ursache zentraler Paresen:
Poliomyelitis	Gefäßfehlbildung
Myositis	Vaskulitis
Borreliose	Demyelinisierung
Mechanische Läsion	Enzephalitis
Neuritis	Migräne
Guillain-Barré-Syndrom	Epilepsie
Myasthenie	Tumor
Muskeldystrophie	Speicherkrankheiten (z. B. metachromatische Leukodystrophie)
Karpaltunnelsyndrom	

6.3   Krampfanfälle

6.3.1   Dissoziative Krampfanfälle

Bei dissoziativen Krampfanfällen handelt es sich um eine variantenreiche Symptomatik, die einem epileptischen Anfall von Ausgestaltung und Dauer ähnelt. Selten kommt es dabei zu Verletzungen (Zungenbiss), Stürzen oder Inkontinenz. Auch wenn die Bewusstseinslage eingetrübt ist, bleiben die meisten Patienten ansprechbar.

6.3.2   Somatische Differenzialdiagnosen

Wie bereits im ▶ Kap. 3 beschrieben, handelt es sich bei Krampfanfällen um anfallsartige synchrone Entladungen von Neuronen im Gehirn. Diese führen zu plötzlichen unwillkürlichen stereotypen Verhaltens- oder Empfindungsstörungen. An dieser Stelle versuchen wir, mit Blick auf die Differenzialdiagnose der dissoziativen Störungen, uns Krampfanfälle als somatische Erkrankungen anzuschauen:

Fieberkrampf
Fieberkrämpfe sind in der Regel Erkrankungen des Kleinkindalters. In dieser Zeit sind dissoziative Krampfanfälle eher selten. Trotzdem gibt es in diesem Alter auch immer wieder »Affektkrämpfe«, die im Rahmen eines kleinkindlichen Affektes meistens als massives Schreien imponieren. Davon unterscheidet man den Fieberkrampf.

Hier unterscheidet man
- den **einfachen Fieberkrampf** (75 %), der gewöhnlich eher kurz ist und primär generalisierend, tonisch-klonisch oder tonisch, bis zum 6. Lebensjahr auftritt und
- den **komplizierten Fieberkrampf** (25 %) mit zusätzlich mindestens einem in der folgenden Übersicht dargestellten Charakteristikum.

Komplizierter Krampfanfall
- Fokaler Anfallsbeginn
- Anfall länger als 15 min
- Postparoxysmale Paresen
- Hypersynchrone Potenziale im EEG
- Mehr als ein Anfall innerhalb von 24 h
- Auftreten außerhalb des Prädilektionsalters
- Zerebrale Vorschädigung

▪ **Diagnosestellung**
Diagnostisch wird zuerst nach der Ursache des Fiebers gesucht. Eine akute Infektion des ZNS und eine metabolische Störung wie eine Unterzuckerung oder eine Hyponatriämie müssen ausgeschlossen werden. Bei einem Meningismus, einem Alter von weniger als einem Jahr, komplizierten Fieberkrämpfen oder petechialen Hauteinblutungen oder aber auch ungewöhnlich lang anhaltender Schläfrigkeit nach einem Anfall ist eine Lumbalpunktion indiziert. Bei

einem unkomplizierten Fieberkrampf ist ein EEG nach Entfieberung nicht unbedingt erforderlich.

Diagnose und Therapie erfolgen in der Regel in Kinderkliniken.

Affektkrämpfe

Die oben bereits erwähnten Affektkrämpfe sind relativ häufig. Ihre Inzidenz wird auf 4–5 % geschätzt. Sie beginnen meist im Alter von 6–18 Lebensmonaten, können aber bereits in der ersten Lebenswoche vorkommen. Meist hören sie spontan bis zum 7. Lebensjahr auf. Bei den Affektkrämpfen kann man 2 Typen unterscheiden: die **zyanotischen** und die **weißen Affektkrämpfe**.

Beiden gemeinsam ist, das es nach einem typischen Auslöser zu einem exspiratorischen Atemstillstand kommt. Das Kind atmet nicht, verliert das Bewusstsein, wird schlaff oder überstreckt sich. Bei längerem Andauern kann es auch zu Zuckungen kommen. Bei den zyanotischen Anfällen ist der oben beschriebene Ärger mit Schreien über 10–20 Sekunden oft der Auslöser. Bei den weißen Affektkrämpfen handelt es sich um reflexhafte atonische Anfälle, die meist durch einen unerwarteten Schmerz ausgelöst werden und ohne ein vorhergehendes auffallendes Ereignis ablaufen. In beiden Fällen aber erholen sich die Kinder relativ schnell, auch wenn der Schreck natürlich bei den Eltern riesig ist. Sehr selten entwickeln die Kinder im Rahmen eines langen Affektkrampfes echte Krampfanfälle.

Auch wenn man wahrscheinlich nicht davon ausgehen kann, dass es sich hier um ein psychisches Symptom handelt, spielt diese Symptomatik doch eine erhebliche Rolle in der Mutter-Kind-Beziehung (Mattie-Luksic et al. 2000).

- **Diagnosestellung**

Die Diagnose kann meist durch eine ausführliche Anamnese gestellt werden. Bei den weißen Affektkrämpfen sind allerdings manchmal weitere diagnostische Untersuchungen nötig. Die bedeutsamste Differenzialdiagnose ist das Long-QT Syndrom (▶ Abschn. 6.4.2). Deshalb sollte auch über die Durchführung eines EKG nachgedacht werden. Vor allem bei länger anhaltenden Krämpfen kann man die Durchführung eines EEG in Erwägung ziehen.

Paroxysmale Dyskinesien

Diese Erkrankung ist selten, aber ebenfalls eine Differenzialdiagnose von dissoziativen Störungen. Sie zeichnet sich durch immer wieder auftretende unwillkürliche Bewegungen aus, die spontan auftreten oder aber auch durch bestimmte Trigger ausgelöst werden. So treten diese Hyperkinesien häufig nach körperlicher Anstrengung, Alkohol oder Kaffeegenuss oder Temperaturänderung auf. Diese Bewegungen können nur für einige Sekunden oder aber auch über mehrere Stunden auftreten.

Das Vorkommen ist größtenteils familiär gehäuft mit einem autosomal-dominantem Erbgang oder Folge von Grunderkrankungen (Enzephalitiden, Schädel-Hirn-Trauma, multiple Sklerose).

Epilepsie im Kindes- und Jugendalter

Die als Differenzialdiagnose für dissoziative Störungen infrage kommenden Epilepsien sind in der Regel die **generalisierten Formen**. Dabei kommt es zu einem Bewusstseinsverlust und in der Regel zu symmetrisch ablaufenden motorischen Symptomen.

Der typische epileptische Anfall ist der tonisch-klonische Anfall. Er geht mit Bewusstseinsverlust und einem Sturz einher. Zunächst kommt es dann zu einer generellen Verkrampfung und danach zu symmetrischen Zuckungen der Arme und Beine. Allerdings gibt es auch Anfälle, bei denen es nur zu Verkrampfungen (tonischer Anfall) oder auch nur zu muskulären Zuckungen (myoklonischer Anfall) kommen kann. Auch gibt es sog. Absencen, bei denen es zu einem kurzen Bewusstseinsverlust ohne einen Sturz kommt.

Vor einem epileptischen Anfall kann es zu einer Aura kommen. Dieses »unbestimmte Vorgefühl« korreliert mit der epileptischen Aktivierung der Nervenzellen. Auch kann sich eine Aura durch ein unangenehmes Gefühl aus der Magengegend darstellen. Dieses Symptom ist allerdings häufiger bei der Temporallappenepilepsie (▶ Kap. 3).

Nach einer Aura kann ein epileptischer Anfall folgen. Die meisten epileptischen Anfälle enden nach wenigen Minuten von selbst. Es kann allerdings auch sein, dass ein epileptischer Anfall deutlich länger dauert. Bei einer Dauer von mehr als 20 min spricht man von einem **Status epilepticus**. Je länger der Zustand anhält, desto größer ist die Gefahr einer irreversiblen Schädigung des Gehirns.

Bezüglich der Therapie gibt es ein ganz klares Stufenschema, das aussagt, welches Medikament nach welcher Zeit gegeben wird. Diese Therapie wird durch den Notarzt oder Kinderarzt durchgeführt. Da Fieberkrämpfe und epileptische Anfälle im Kindesalter sehr häufig sind, wäre es gut, wenn alle, die ständig mit Kindern zusammenarbeiten, sich über die Erstmaßnahmen und die erste Therapieoption informieren und sie durchführen könnten.

> ❱❱ In der Regel endet ein Krampfanfall bei Kindern innerhalb weniger Minuten. Wenn nicht, sollte bei Kleinkindern eine Diazepam-Rektiole (5–10 mg) oder bei Jugendlichen 2 mg Lorazepam (Tavor expidet) p. o. gegeben werden. Mittlerweile gilt Midazolam buccal als 1. Wahl; die Dosierung erfolgt nach dem Alter (2,5 mg [6 Monate] bis 10 mg [Jugendliche]).

Spezifische Epilepsiesyndrome

Da neben der Akutbehandlung die Therapie abhängig von dem spezifischen Epilepsiesyndrom ist, muss die Form der Epilepsie genau diagnostiziert werden. In ◘ Tab. 6.4 sind die wichtigsten generalisierten Epilepsien aufgeführt, die als Differenzialdiagnose für eine Dissoziationsstörung infrage kommen.

6.4   Synkopen

6.4.1   Psychogene Synkopen

Psychogene, nichtepileptische Anfälle ähneln in ihrem Auftreten epileptischen Anfällen, auch wenn ihnen keine organische Hirnfunktionsstörung zugrunde liegt und keine pathologischen EEG-Veränderungen nachgewiesen werden können.

Die Anfälle sind am häufigsten im 2. und 3. Lebensjahrzehnt. Zwei Drittel der Betroffenen sind weiblichen Geschlechts. Diese Anfälle treten besonders in familiären oder sozialen Konfliktsituationen auf. Zusätzlich sind sie durch sehr unterschiedliche Symptome gekennzeichnet. Einige Symptome sind charakteristisch für psychogene Synkopen.

◻ Tab. 6.4 Häufige Epilepsiesyndrome im Kleinkind- und Jugendalter

Name	Häufigkeit	Alter	Klinik
Benigne myoklonische Epilepsie des Kleinkindalters	0,2 % aller Epilepsien im Kindesalter	4 Monate bis 4. Lebensjahr	Ausschließlich kurze generalisierte Myoklonien. Gutes Ansprechen auf Medikamente
Absence-Epilepsie des Kindesalters	12 % aller Epilepsien	Beginn vor der Pubertät	5–15 sek dauernde Abwesenheitszustände. Diese treten 1 bis 100-mal am Tag auf. Meist gutartige Epilepsie
Juvenile Absence-Epilepsie	5–12 % aller Epilepsien	7 bis 17. Lebensjahr	Gutartige Epilepsie mit sehr kurzen und seltenen Absencen, meist auch tonisch-klonische Anfälle
Juvenile myoklonische Epilepsie (Janz-Syndrom)	5–10 % aller Epilepsien	12–20. Lebensjahr	Plötzliche, kurze, meist symmetrische Muskelzuckungen
Aufwach-Grand-mal-Epilepsie	Ca. 1 %	14–24. Lebensjahr	Generalisierte tonisch-klonische Krampfanfälle ohne Aura in den ersten Stunden nach dem Aufwachen
Epilepsien mit spezifisch ausgelösten Anfällen	Selten	Kinder und Jugendliche	Tonisch-klonische Anfälle nach spezifischen Reizen
Lennox-Gastaut-Syndrom	2 % aller Epilepsien	Kleinkindalter	Schwerste Epilepsie des Kindes- und Jugendalters. Oft tonische Sturzanfälle. Oft mit kognitiven Defiziten
Epilepsie mit myoklonisch-astatischen Anfällen	2–4 % aller Epilepsien	Beginn bis zum 5. Lebensjahr	Astatische Sturzanfälle mit plötzlichem Verlust der Spannung und kurzen Zuckungen

Symptome einer psychogenen Synkope

- Allmählicher Beginn
- Dauer länger als 2 min
- Asynchrone Extremitätenbewegungen
- Rhythmische Beckenbewegungen
- Seite-zu-Seite-Kopfbewegungen
- Zielgerichtete Automatismen
- Arc-de-cercle
- Geschlossene Augenlider
- Reaktivität trotz »Bewusstseinstörung«

Trotz der nicht vorhandenen somatischen Grunderkrankungen bedeutet dies noch lange nicht, dass die Patienten »nur so tun«, als würden sie der Ohnmacht verfallen. Auch ist häufig die Vermutung der Familienangehörigen, »sie wollen doch nur Aufmerksamkeit« nicht angebracht.

In ◘ Tab. 6.5 sind charakteristische Unterscheidungsmerkmale zwischen psychogenen und epileptischen Anfällen aufgeführt.

6.4.2 Somatische Differenzialdiagnosen

Fallbeispiel 6.3: Jugendliche mit Synkopen

Die 17-jährige Angelina wird wegen rezidivierenden Synkopen bei uns in der Ambulanz vorgestellt. Im Erstgespräch berichtet Angelina, dass sie seit einem Jahr unter einer Bulimie leiden würde und in den letzten 6 Monaten 15 kg an Gewicht verloren habe. Seit 3 Wochen allerdings würde sie immer wieder in Ohnmacht fallen. Dabei habe sie sich mehrfach Platzwunden am Kopf zugezogen. Bisher seien schon unzählige Untersuchungen gelaufen, die aber bisher noch keinen richtungsweisenden Befund ergeben hätten. Zusätzlich berichtet Angelina, dass sie eine Leistungssportlerin sei und deshalb auch nur eine Herzfrequenz von ca. 40/min in Ruhe habe. Die Kindeseltern gehen davon aus, dass es sich um psychogene Synkopen handelt.

Diagnose: Orthostatische Synkopen nach starkem Gewichtsverlust

Die richtige Synkope = Hypoxisch-paroxysmale Synkope

Ähnlich wie zwischen psychogenen Synkopen und epileptischen Anfällen, kann man anhand einer guten Anamnese und einer fremdanamnestischen Beschreibung auch relativ gut eine »richtige Synkope« erkennen: Das Hauptmerkmal der Synkope ist das Zusammensacken, wie auch die Bedeutung des griechischen Wortes synkoptein.

◘ **Tab. 6.5** Vergleich der klinischen Charakteristika von psychogenen nichtepileptischen Anfällen (PNE-Anfälle) und epileptischen Anfällen. (Adapt. nach Trinka u. Unterberger 2009)

	PNE-Anfälle	Epileptische Anfälle
Allmählicher Beginn	++	+
Dauer > 2 min	++	(+)
Bogenartiger Charakter	++	+
Opisthotonus	+	(+)
Seite-zu-Seite Kopfbewegungen	++	(+)
Geschlossene Augen	+++	(+)
Nächtliches Auftreten der Attacken	(+)	+++
Drehen in Bauchlage	(+)	+++

(+) sehr selten, + selten, ++ häufig, +++ sehr häufig

> Synkopen sind ungefähr 10-mal häufiger als epileptische Anfälle.

Bei einer Synkope kann man 3 verschiedene Stadien einteilen.

---

3 Stadien der Synkope (nach Gastaut 1974)
- **Prodromalphase über max. 5 Sekunden**
  - Übelkeit
  - Kaltschweißigkeit
  - Blässe
  - Tinnitus
  - Verschwommensehen
  - Tunnelblick
  - »Schwarz vor Augen«
  - Schwäche in den Beinen
- **Synkope**
  - Sturz mit schlaffem Zusammensacken
  - In 16–34 % treten Verletzungen auf
- **Lange Synkope**
  - Muskelzuckungen
  - Krampfartige Bewegungen
  - Tonische Streckung der oberen Extremitäten
  - Flexion der unteren Extremitäten
  - Selten länger als 30 sek

Bei den krampfartigen Bewegungen während einer **langen Synkope** handelt es sich um motorische Phänomene aufgrund einer **zerebralen Hypoxie**. Dies macht die Unterscheidung von einem epileptischen Anfall manchmal schwer. Allerdings ist ein entscheidender Unterschied, dass bei einem tonisch-klonischen epileptischen Anfall die motorische Symptomatik bereits von der ersten Sekunde an zu sehen ist. Bei einer Synkope erwachen die Patienten dann plötzlich und sind wieder völlig orientiert.

Als Ursache der Synkopen kommen verschiedene Mechanismen infrage.

- **Vasovagale Synkope**
  - Langes Stehen
  - Blutentnahme
  - Anblick von etwas, das anwidert
- **Pressorische Synkopen durch den Valsalva-Mechanismus**
  - Husten
  - Lachen (Lachsynkope)
  - Miktion
  - Heben
- **Orthostatische Synkopen**
  - Niedriger Blutdruck
  - Evtl. medikamentös verstärkt
- **Kardiale Synkopen**
  - Bradykarde Herzrhythmusstörungen

Insgesamt ist bei einer Synkope am Ende immer eine Reduktion des Blutflusses im Gehirn ursächlich für die Symptomatik. Synkopen im Kindes- und besonders im Jugendalter sind dabei besonders häufig. Es wird geschätzt, dass ca. 15 % aller Kinder- und Jugendlichen mindestens eine Synkope erleben.

- **Diagnosestellung**

Die Diagnosestellung findet meist vom Kinderarzt ambulant oder in einer Kinderklinik statt. Wie oben beschrieben, gibt eine gute Anamnese oder eine gute fremdanamnestische Beschreibung die wichtigsten Hinweise. Dabei muss man allerdings beachten, dass Symptome wie Palpitationen und Herzrasen erst von älteren Kindern beschrieben werden können. Bei Verdacht auf eine kardiogene Ursache sollte sicherlich auch ein EKG geschrieben werden. Durch eine Kipptisch-Untersuchung lassen sich vasovagale Synkopen auslösen und diagnostizieren.

Subclavian-Steal-Syndrom

Beim Subclavian-Steal-Syndrom kommt es zu einer Blutdruckabsenkung in der Arteria subclavia (Schultergürtelarterie). Meist ist die linke Arteria subclavia vor dem Abgang der Arteria vertebralis (Wirbelarterie) betroffen. Die Ursache kann ein vorübergehender Gefäßverschluss sein, meist durch Arbeiten mit über dem Kopf gehobenen Armen. Durch das Abdrücken der Arteria subclavia kommt es zu einer Strömungsumkehr in der Arteria vertebralis und damit zu einer verminderten zerebralen Versorgung. Diese führt dann auch zu den Symptomen:

- Schmerzen im Arm durch die verminderte Sauerstoffzufuhr im Arm und
- Schwindel, Gangunsicherheit und Synkopen durch den zerebralen Blutdruckabfall.

Takayasu-Arteriitis

Diese Form der Arteriitis ist eine seltene Autoimmunerkrankung. Sie tritt wie alle Autoimmunerkrankungen v. a. bei jüngeren Frauen unter 40 Jahren auf. Dabei kommt es zu einer Entzündung der Aorta und ihrer Hauptäste. Über Jahre hin kann diese Entzündung zu allgemeinen Entzündungsreaktionen wie Fieber, Nachtschweiß, Gewichtsverlust und Gliederschmerzen führen. Diese Erkrankung könnte insofern auch als Differenzialdiagnose einer Somatisierungsstörung in Frage kommen. Irgendwann kommt es dann auch zu Durchblutungsstörungen mit Schwindel, Sehstörungen, Synkopen und sogar Schlaganfällen.

Hyperventilationssyndrom

Bei der Hyperventilation handelt es sich um ein sehr häufiges Phänomen, besonders bei jugendlichen Mädchen. Im Rahmen einer bestimmten Situation, z. B. große Angst, Konflikt oder Aufregung, kommt es zu einer gesteigerten Lungenbelüftung. Durch die vermehrte Ventilation kommt es zu einer Abnahme des Kohlenstoffdioxid-Partialdruckes und einem pH-Anstieg im Blut. Allerdings kann eine Hyperventilation auch durch körperliche Ursachen wie beispielsweise eine Enzephalitis, Elektrolytstörungen oder Infektionen verursacht sein. Diese Erkrankungen müssen differenzialdiagnostisch mit bedacht werden.

Symptomatisch kommt es bei den Betroffenen neben der schnellen Atemfrequenz gleichzeitig zu einer starken Luftnot, weshalb sie auch nicht aufhören können, schnell zu atmen. Weitere Symptome: ein Engegefühl in der Brust, Parästhesien mit Verkrampfung der Hände (Pfötchenstellung), Zittern, Muskelschmerzen, Lähmungen der Extremitäten, Kopfschmerzen, Schwindel, Sehstörungen und manchmal eben auch Synkopen.

Um den Mechanismus zu verstehen, wie eigentlich durch Abatmen von CO_2 das Blut alkalisch wird und wie die Pfötchenstellung zustande kommt, muss man einen Blick auf die Pathophysiologie werfen. Kohlendioxid ist im Blut als Kohlensäure gebunden. Durch ein vermehrtes Abatmen des CO_2 sinkt der CO_2-Partialdruck und es kommt zu einer Verschiebung des Puffergleichgewichts und einem Verbrauch von Säure. Folglich wird das Blut alkalisch. Die niedrige CO_2-Konzentration führt zu einer Konstriktion der Hirngefäße und somit trotz maximaler Sauerstoffsättigung zu einer Unterversorgung des Gehirns mit Sauerstoff. Außerdem nimmt die Konzentration des freien Kalziums durch die pH-Verschiebung ab, die Hypokalziämie führt zu einer Membrandestabilisierung von Nerven und Muskelzellen und es kommt zu einer Übererregbarkeit: Krämpfe und Pfötchenstellung.

Therapie Bei der akuten Hyperventilation führt in der Regel die Beruhigung und die Rückatmung in eine Plastiktüte oder besser eine Hyperventilationsmaske zu einer Besserung der Symptomatik.

Synkope mit relevanter systemischer Kreislaufstörung

Vorhofflimmern (▶ Kap. 5)

Long-QT-Syndrom
Das Long-QT-Syndrom ist eine meist angeborene Krankheit, die immer wieder besonders durch die Kontraindikation für psychiatrische Medikamente (z. B. Methylphenidat) in der Kinder- und Jugendpsychiatrie auftaucht. Weiter ist dieses potenziell lebensgefährliche Syndrom aber auch eine Differenzialdiagnose bei einer Synkope. Deshalb ist bei einer Synkope auch die Durchführung eines EKGs wichtig. Die Buchstaben QT beziehen sich auf den Abstand der im EKG so benannten Q-Zacke und T-Welle. Die angeborenen QT-Syndrome haben eine Häufigkeit von 1:5000 bis 1:15.000.

Die frequenzkorrigierte QT-Zeit (QTc) überschreitet beim Long-QT-Syndrom 440 msec. Dies hat die Folge, dass es zu Herzrhythmusstörungen und eben auch zu einer Synkope kommen kann. Die Gefahr ist auch, dass es zu Herzrasen kommt, das auch in die lebensbedrohliche Torsade-de-pointes-Tachykardien übergehen kann. Diese ventrikuläre Tachykardie mit zumeist Frequenzen von über 150 Schlägen pro Minute geht leicht in Kammerflimmern über.

Die Abklärung erfolgt in der Kinderklinik. Allerdings sollte dieses Syndrom auch in der Kinder- und Jugendpsychiatrie bekannt sein, da bei vielen psychiatrischen Medikamenten die QT-Zeit an sich schon verlängert wird. Dies würde bei einem nichtdiagnostizierten Long-QT-Syndrom die Gefahr der beschriebenen Symptome nur noch verstärken.

Natürlich kann aber auch ein Long-QT asymptomatisch sein. Wenn Symptome auftreten, dann meist in Stresssituationen oder unter körperlicher Belastung, was fälschlicher Weise zur Fehldiagnose einer psychogenen Synkope führen kann.

Ohne Behandlung ist die Prognose übrigens schlecht. Eine adäquate Therapie steht allerdings mit Betablockern zur Verfügung. Neben dem EKG ist zur Diagnostik und Einschätzung der Gefährdung auch eine molekulargenetische Untersuchung möglich.

Fallbericht 6.4: Jervell- und Lange-Nielsen-Syndrom (JLNS)
1957 beschrieben Jervell u. Lange-Nielsen eine Familie in Norwegen, in der vier von sechs Kindern gehörlos waren. Die Mitglieder dieser Familie fielen wegen häufigen Schwindelattacken und Bewusstlosigkeit auf. Im Verlauf starben drei dieser Kinder an einem plötzlichen Herztod. Als

Ursache wurde später ein autosomal-rezessiv vererbtes Syndrom mit Innenohrschwerhörigkeit und QT-Verlängerung gefunden, das heute als Jervell- und Lange-Nielsen-Syndrom (JLNS) bezeichnet wird.

Short-QT-Syndrom

Beim Short-QT-Syndrom ist wie beim oben beschriebenen und wesentlich bekannteren Long-QT-Syndrom das Intervall des QTc verändert. Diesmal aber eben verkürzt und zwar auf weniger als 330 ms. Auch hier besteht ein hohes Risiko für Synkopen, Kammertachykardien und auch einen plötzlichen Herztod. Dieses Syndrom ist ebenfalls angeboren und wurde erstmals im Jahre 2000 beschrieben (Gussak et. al. 2000). Grund für die erst kürzliche Erstbeschreibung ist, dass eine so kurze QT-Zeit schwer zu messen ist und leicht übersehen wird. Außerdem ist die QT-Zeit sehr variabel.

Weitere kardial bedingte Differenzialdiagnosen

Weitere Diffenzialdiagnosen für Synkopen mit meist kardialer Ursache
- Brugada-Syndrom (► Kap. 5)
- Katecholaminsensitive ventrikuläre Tachykardie
- Kongenitaler kompletter atrioventrikulärer Block oder Sinusknotenfunktionsstörung
- Hypertrophe Kardiomyopathie
- Dilatative Kardiomyopathie
- Mokarditis
- Lyme-Karditis
- Koronararterienstenose
- Atriales Myxom
- Primärer pulmonaler Hypertonus
- Herzklappenfehler
- Koronarveränderungen bei Kawasaki-Syndrom
- Marfan-Syndrom
- Arnold-Chiari-Malformation

Weitere Ursachen für Synkopen

Infrage kommen:
- Syringomyelie/autonome Neuropathie, Guillain-Barré-Syndrom,
- nahrungsbedingte Anaphylaxie,
- Hustensynkope,
- Miktionssynkope.

6.5   Schwindel

Auch das Symptom Schwindel kann im Rahmen einer dissoziativen Störung auftreten und psychogenen Ursprungs sein. Allerdings ist Schwindel ein sehr unspezifisches Symptom und sehr schwer zu erfassen, auch weil es nur subjektiv wahrgenommen wird und nicht messbar ist. Deshalb werden die essenziellen Informationen in der Anamnese und im psychopathologischen Befund erhoben. Wichtig ist zu erfragen, in welchem Zusammenhang der Schwindel empfunden wurde, ob er beispielsweise im Rahmen einer bestimmten Belastungssituation auftrat, oder ob es sich um einen dauerhaften Schwindel handelt. Weiter muss erfragt werden, ob es sich um einzelne Episoden oder rezidivierende Episoden von Schwindel handelt. Auch die Dauer der einzelnen Episoden ist wichtig (◘ Tab. 6.6).

Auch muss grundsätzlich natürlich genau beschrieben werden, um was für eine **Art von Schwindel** es sich eigentlich handelt. So gibt es

- einen richtungsbezogenen horizontalen **Drehschwindel,**
- Empfindungen von **senkrechtem Heben** oder **Senken,**
- einen nicht streng richtungsbezogenen Schwindel mit Schwanken, Taumeln, Unsicherheiten in den Beinen und einer Fallneigung (**Schwankschwindel**).

Aufgrund der unterschiedlichen Schwindelsymptome kann es natürlich auch zu einem Unwohlbefinden mit zusätzlichem Flimmern und Schwarzwerden vor den Augen, schnellem Puls, Bewusstlosigkeit, Kopfschmerzen und Doppelbildern kommen. Gleichzeitig können Kreislaufstörungen wie bei einer Synkope (▸ Abschn. 6.4) mit der gleichen Symptomatik primär auftreten und sekundär auch zu Schwindel führen.

In ◘ Tab. 6.7 sind die Differenzialdiagnosen nach der Schwindelsymptomatik aufgeführt. Bei einem Drehschwindel geht man meistens von peripher-vestibulären Ursachen aus. Bei einem unspezifischen Schwindel kommt eher eine allgemeine oder zentralneurologische Ursache in Frage.

Neben den in ◘ Tab. 6.6 aufgeführten Differenzialdiagnosen können auch Verletzungen der Halswirbelsäule Ursache von Schwindel sein. Insbesondere **Kopfgelenksinstabilitäten** führen zu einer Kompression der versorgenden Arterien des Kopfes und zu einer diffus-hypoxischen Schädigung im Versorgungsgebiet der Basilararterien, die häufig u. a. zu Schwindel führen können.

Wie man aus ◘ Tab. 6.7 erkennt, betrifft die Abklärung eines Schwindels viele verschiedene Fachrichtungen. So sollte bei unklarem Schwindel eine Vorstellung beim HNO-Arzt, Orthopäden und ggf. einen Neurologen erfolgen.

◘ **Tab. 6.6** Differenzialdiagnostische Einteilung von Schwindel nach Dauer und Häufigkeit. (Adapt. nach nach Michalk u. Schönau 2004)

Einzelne Episoden	Mehrfache kurze Episoden (Sekunden)	Mehrfache lange Episonden (Stunden)	Persistierender Schwindel
Labyrinthitis	Benigner paroxysmaler Schwindel	Migräne	Labyrinthschaden
Multiple Sklerose	Benigner Lagerungsschwindel	Morbus Menière	Neurologische Ursachen
	Herzrhythmusstörungen	Multiple Sklerose	Psychogener Schwindel
	Epilepsie		
	Vertebrobasiläre Insuffizienz		

◘ **Tab. 6.7**   Mögliche Ursachen für Schwindel sortiert nach Art des Schwindels. (Adapt. nach Michalk u. Schönau 2004

Drehschwindel	Ungerichteter Schwindel
Vestibularneuritis	Hyperventilation
Mittelohrentzündung	Hypotension
Morbus Menière	Angst/Panik
Medikamente	Medikamente
Migräne	Migräne
Benigne paroxysmale Vestibularneuritis	Intoxikation
Trauma	Enzephalitis
Bakterielle Labyrinthitis	Epilepsie
Labyrinthfistel	Vaskulitis
	Tumor
	Multiple Sklerose
	Vaskulitis

6.6   Sehstörungen

Sehstörungen haben vielfältige Ursachen. Wenn also eine Jugendliche davon spricht, dass sie nicht mehr klar sehen kann, dass alles verschwommen ist, kann man anhand der ausführlichen Beschreibung des Symptoms meistens relativ schnell erkennen, ob es sich mehr um eine doch eher seltene Sehstörung im Rahmen eines hysterischen Modus handelt oder ob es sich um eine Sehstörungen somatischer Genese handelt.

Bei den Sehstörungen unterscheidet man:

- Minderung der Sehschärfe,
- Schwachsichtigkeit,
- Gesichtsfeldausfälle,
- schlechtes Dunkelsehen und
- erhöhte Blendungsempfindlichkeit.

Natürlich gehört eine Sehstörung von einem Augenarzt abgeklärt. So umfasst die somatische Differenzialdiagnose der Sehstörung fast ein gesamtes Fachgebiet. In den Übersichten sind als Überblick und zum Verständnis einige angeborene und erworbene Sehstörungen aufgeführt.

Häufige Ursachen von angeborenen Sehstörungen im Kindes- und Jugendalter
- Fehlbildungen, Dysplasien oder Dystrophien von Netzhaut, Aderhaut oder Sehnerv
- Fehlbildungen des vorderen Augenabschnitts
- Perinatale Schäden durch Asphyxie
- Retinopathie der Frühgeborenen

Ursachen von erworbenen Sehstörungen im Kindes- und Jugendalter
- Sehschärfenminderung
- Schwachsichtigkeit
- Gesichtsfeldausfälle
- Glaukom
- Schielamblyopie
- Retinopathia pigmentosa
- Katarakt
- Deprivationsamblyopie durch eine Ptosis
- Kearns-Sayre-Syndrom (Mitochondropathie mit Lähmung der Augenmuskeln und degenerative Veränderung der Netzhaut)
- Myopie
- Hirntumore/Kraniopharyngiom (▶ Kap. 2, ▶ Abschn. 8.3.2)
- Hypermetropie
- Astigmatismus

Literatur

Gastaut H (1974) Syndcopes: generalized anoxic cerebral seizures. In: Vinken PJ, Bruyn GW (Hrsg) Handbook of Clinical Neurology Vol 15. Elsevier, Amsterdam NLD, S 815–835

Gussak I, Brugada P, Brugada J et al (2000) Idiopathic short QT interval: a new clinical syndrome. Cardiology 94:99–102

Jervell A, Lange-Nielsen F (1957) Congenital deaf-mutism, functional heart disease with prolongation of the Q-T interval, and sudden death. Am Heart J 54(1):59–68

Mattie-Luksic M, Javornisky G, DiMario FJ (2000) Assessment of stress in mothers of children with severe breath-holding spells. Pediatrics 106:1–5

Michalk D, Schönau E (2004) Differentialdiagnose Pädiatrie, 2. Aufl. Urban & Fischer Verlag/Elsevier GmbH, München

Mentzos S (1980) Hysterie. Zur Psychodynamik unbewußter Inszenierungen. Kindler, München

Mentzos S (1996) Affektualisierung innerhalb der hysterischen Inszenierung. In: Seidler GH (Hrsg) Hysterie heute – Metamorphose eines Paradiesvogels. Enke, Stuttgart

Resch F (1999), Entwicklungspsychopathologie des Kindes- und Jugendalters, 2. Aufl. Beltz Psychologie Verlags Union, Weinheim

Trinka E, Unterberger I (2009) Epileptische und nicht-epileptische Anfälle. In: Korinthenberg R, Panteliadis Ch, Hagel Ch (Hrsg) Neuropädiatrie: Evidenzbasierte Therapie. Elsevier, Urban & Fischer, München

Somatoforme Störungen

N. Charlier, *Somatische Differenzialdiagnosen psychischer Symptome im Kindes- und Jugendalter*,
DOI 10.1007/978-3-662-48776-1_7, © Springer-Verlag Berlin Heidelberg 2016

7.1   Psychisch-psychiatrisches Krankheitsbild im Überblick

Fallbeispiel 7.1: Kopf- und Bauchschmerzen unklarer Genese

Zum ambulanten Vorstellungstermin kommen die Mutter und Josi. Gleich zu Beginn, ohne ein Wort zu sagen, legt die Mutter einen dicken Aktenordner vor mir auf den Tisch. Dann berichtet sie, dass Josi schon seit 2 Jahren an Kopf- und Bauchschmerzen leiden würde. Wie ich ja an dem Ordner erkennen könnte, seien schon sehr viele Untersuchungen erfolgt, aber bisher habe niemand eine Ursache für die Schmerzen finden können. Letztendlich habe man sie hierher geschickt, aber sie glaube nicht, dass die Psyche ursächlich sei. Während die Kindesmutter dies berichtet, nickt die 16-jährige Josi zustimmend. Mutter und Tochter scheinen sich sehr einig zu sein, und ich finde sogar, dass sie sich sehr ähnlich sehen. Auch kommt im weiteren Gespräch heraus, dass sowohl Mutter als auch Tochter nicht so viel von den bisherigen Ärzten halten. Sie selbst, Mutter und auch Tochter, seien überdurchschnittlich intelligent, was auch testpsychologisch im dicken Ordner beschrieben ist. Aufgrund der Beschwerden und der vielen Arzttermine geht Josi schon seit 1 Jahr nicht mehr zur Schule. Eigentlich kümmert sich auch die Mutter nur noch um ihre Tochter. Der Vater spielt keine Rolle.

Diagnose: Somatisierungsstörung

Fallbeispiel 7.2: Anhaltende Bauchschmerzen nach Blinddarm-OP

Bei mir stellt sich die 15-jährige Sarah vor. Sie berichtet, dass sie seit einem Jahr unter starken Bauchschmerzen leidet. Sarah kommt alleine. Ihre Eltern, so erzählt sie, sprechen kein Deutsch und würden nicht zu mir zu einem Termin kommen. In dem Gespräch berichtet Sarah von ihren Bauchschmerzen. Sie habe bereits 6 stationäre Aufenthalte in der Kinderklinik hinter sich. Die Ärzte hätten immer eine chronische Blinddarmentzündung vermutet. Vor 3 Monaten sei sie dann doch operiert und der Blinddarm entfernt worden. Allerdings habe dies nichts genützt, sie habe weiterhin Bauchschmerzen. Deshalb hätten die Ärzte aus der Kinderklinik sie zu mir geschickt. Weiter berichtet Sarah, dass ihre Eltern sich immer streiten würden. Dies sei eigentlich ganz normal, sie kenne es nicht anders. Und eigentlich wolle sie auch nicht mehr zu Hause leben. Aber sie traue sich nicht, dies ihren Eltern zu sagen, da sie glaube, dass ihr Vater sie dann »totschlagen« würde.

Diagnose: Verdacht auf funktionelle Bauchschmerzen

Als somatoforme Störungen werden Störungen bezeichnet, bei denen es zu wiederholtem Auftreten von körperlichen Symptomen in Verbindung mit hartnäckiger Forderung nach medizinischen Untersuchungen trotz wiederholter negativer Ergebnisse und Versicherung der Ärzte, dass diese Symptome überhaupt nicht oder im Anschluss an eine mit Sicherheit abgeklungenen somatische Erkrankung nicht adäquat körperlich begründbar sind.

Bei Kindern und Jugendlichen werden diese Forderungen zunächst von den Eltern, im weiteren Entwicklungsverlauf aber auch zunehmend von den Patienten selbst vorgetragen. Gegen psychische Erklärungsursachen gibt es meist einen deutlichen Widerstand.

Die Beschwerden somatoformer Störungen lassen sich meist nicht auf eine einzige Ursache zurückführen. Meist wird von mehreren Faktoren ausgegangen, die die Beschwerden begünstigen. Biologische, psychische und soziale Faktoren spielen eine große Rolle. So kann z. B. lang anhaltender Stress zu Anspannungen und folglich zu Rückenschmerzen führen. Auch eine verstärke Beschäftigung mit einem Symptom kann dieses verstärken, oder aber man geht davon aus, dass auch innerpsychische Konflikte sich in Symptomen ausdrücken können.

Die häufigsten Beschwerden, die von den Kindern oder Jugendlichen angegeben werden, sind Bauchschmerzen (oft mit Übelkeit), Kopfschmerzen, Herzstolpern, muskulärer Schwäche, Nachlassen von körperlicher Energie und Rücken- und Gliederschmerzen (Garralda 1999).

Für die Diagnosestellung einer Somatisierungsstörung nach ICD-10 (Dilling et al. 2013) sind, wie in Fallbeispiel 7.1 aufgeführt, wiederholte multiple und wechselnde körperliche Symptome über einen Zeitraum von mindestens 2 Jahren notwendig. In der Regel liegen bereits viele innerfamiliäre, schulische und weitere soziale Auswirkungen vor. Meist gehen die Kinder oder Jugendlichen gar nicht mehr in die Schule.

Im Kinder- und Jugendbereich wird zwar der Zeitraum der Beschwerden von 2 Jahren oft nicht erreicht, aber trotzdem liegen meist deutliche Auswirkungen auf den Jugendlichen und das soziale Umfeld vor.

7.2 Bauchschmerzen

Bauchschmerzen sind im Kindes und Jugendalter ein häufiges Symptom. Wichtig ist es, bei Bauchschmerzen **akute Bauchschmerzen** und **chronische Bauchschmerzen** zu unterscheiden. Bei akuten Bauchschmerzen besteht immer auch der Verdacht auf ein »akutes Abdomen«, also einen Zustand, der unmittelbares ärztliches Handeln erfordert.

> **Ein alter Chirurgenspruch: Über einem akuten Abdomen darf die Sonne nicht untergehen!**

7.2.1 Akute Bauchschmerzen

Eine gute körperliche Untersuchung bei akuten Bauchschmerzen gibt in der Regel Hinweise darauf, ob eine kinderchirurgische Intervention notwendig ist. Entscheidend dabei ist auch die Auskultation, also das Abhören des Bauches. Hochgestellte Darmgeräusche weisen evtl. auf eine Obstruktion hin. Rege Darmperistaltik ist hingegen eher ein Zeichen für eine Gastroenteritis (▶ Kap. 15). Fehlende Darmgeräusche sind ein wichtiger Hinweis auf einen paralytischen Ileus.

Grundsätzlich sind akute Bauchschmerzen in der Regel primär von Kinderärzten zu behandeln. Lediglich bei sehr kleinen Säuglingen kann es für Therapeuten wichtig sein, akute Bauchschmerzen zu erkennen, da sie sich durch Schreien äußern und somit auch schon in eine chronische, beziehungsweise längerfristige Symptomatik eingebettet sein können (▶ Kap. 15).

Ganz besonders hilfreich ist die Unterscheidung, ob ein Kind eine **abdominelle Abwehrspannung** hat. Unter einer Abwehrspannung versteht man eine unwillkürliche, starke Anspannung der Bauchmuskulatur bei leichtem Druck. Dies kann Hinweise auf eine der in der Übersicht beschriebenen Erkrankungen geben. Allerdings muss nicht unbedingt eine Abwehrspannung vorliegen. So kann auch eine nicht perforierte Appendizitis ohne eine Abwehrspannung einen relativ unauffälligen abdominellen Befund ergeben. Die akuten Erkrankungen ohne Abwehrspannung sind in ◘ Tab. 7.1 aufgeführt.

◘ Tab. 7.1 Somatische Erkrankungen bei akuten Bauchschmerzen ohne Abwehrspannung

Systemische Erkrankungen	Intraabdominale Erkrankungen
EBV-Infektion	Gastroenteritis
Pneumonie	Lymphadenitis
Sichelzellkrise	Harnwegsinfektionen
Diabetische Ketoazidose	Obstipation
Porphyrie	Pankreatitis
	Cholezystitis
	Dysmenorrhö
	Morbus Crohn
	Colitis ulcerosa
	Nierensteine
	Gastritis
	Gallensteine/Choledochussteine
	Purpura Schönlein-Hennoch
	Hämolytisch-urämisches Syndrom
	Schwangerschaft
	Mallory-Weiss-Syndrom
	Endometriose
	Zöliakie
	Gluten- und Weizensensitivität

Somatische Erkrankungen bei akuten Bauchschmerzen mit Abwehrspannung

- Appendizitis
- Invagination (▶ Kap. 15)
- Volvolus
- Paralytischer Ileus
- Fäkolith
- Ovarialtorsion
- Bridenileus
- Abdominalabszess
- Pankreatitis

> Auch eine Hodentorsion kann manchmal als akuter Bauchschmerz imponieren.

7.2.2 Chronische Bauchschmerzen

Bauchschmerzen ohne eine akute Abwehrspannung tauchen bei zahlreichen Erkrankungen auf. Diese chronisch rezidivierenden Bauchschmerzen sind sehr häufig. Etwa 15 % aller Kinder im Laufe der ersten 7 Lebensjahre haben chronische Bauchschmerzen. Allerdings wird lediglich bei 5 % dieser Kinder eine organische Ursache für die Bauchschmerzen gefunden. Weiter muss man vorsichtig sein, chronische Bauchschmerzen bei Kindern und Jugendlichen sofort in die »Schublade« psychosomatische Beschwerden zu stecken. Nicht jeder Schulstress wirkt sich gleich in Form von Bauchschmerzen auf die Psyche der Kinder aus.

Bei den chronischen Bauchschmerzen wird zwischen **organischen Bauchschmerzen** und **funktionellen Bauchschmerzen** unterschieden. Um dies zu entscheiden, gibt es zahlreiche kinderärztliche und kinderchirurgische Untersuchungsmethoden. Besonders wichtig sind die Erhebung einer ausführlichen Anamnese und zur Einschätzung weiterer sinnvoller Diagnostik die Erhebung der »red flags« (Di Lorenzo et al 2005). Nur bei vorhandenen »red flag signs« sollte weiterführende Diagnostik in die Wege geleitet werden.

Red Flags – Anamnestische und klinische Warnhinweise für eine organische Ursache bei chronischen Bauchschmerzen

- Anhaltende Beschwerden im oberen und/oder unteren rechten Quadranten
- Schluckbeschwerden
- Sodbrennen
- Unbeabsichtigter Gewichtsverlust
- Wachstumsverzögerung
- Rezidivierendes Erbrechen
- Chronischer Durchfall
- Hinweise auf gastrointestinalen Blutverlust (Hämokkult, Blut im Stuhl)
- Unklares Fieber
- Auffälliger körperlicher Untersuchungsbefund (z. B. Hepatomegalie, Abwehrspannung)
- Positive Familienanamnese bzgl. Darmerkrankungen
- Arthritis
- Auffälligkeiten beim Wasserlassen
- Verzögerte Pubertät
- Gynäkologische Auffälligkeiten
- Nächtliche Schmerzen

Bei Fehlen der Red Flags ist »nur« eine Basisdiagnostik zu empfehlen.

Basisdiagnostik bei fehlenden Red Flags

- Großes Blutbild, Entzündungsparameter, ALAT, Lipase
- Zöliakie-Serologie und Gesamt IgA
- Urin-Stix
- Hämokkulttest
- Fäkale Entzündungsmarker (Calprotektin)

Natürlich sind bei der Anamnese neben den Warnsymptomen auch weitere Beschwerden und Gewohnheiten zu erfragen!

So ist auch der zeitliche Zusammenhang der Bauchschmerzen mit anderen Ereignissen wichtig. Der Bauchschmerz kann vor/nach dem Essen auftreten (Refluxösophagitis, Ulkus duodeni, Nahrungsmittelunverträglichkeit, Laktose/Fruktose-Unverträglichkeit) oder vor/ nach dem Stuhlgang (Obstipation, Kolitis), beim Wasserlassen (Harnwegsinfektionen), beim Atmen (Pneumonie) oder bei Bewegung (Appendizitis).

Auch die Ernährungsgewohnheiten sind zu erfragen. Es ist wichtig, ob evtl. ein übermäßiger Genuss von Milchprodukten, Früchten oder Fruchtsäften vorliegt. Auch zu viele süßstoffhaltige Nahrungsmittel oder Getränke können natürlich eine Rolle spielen.

7.2.3   Funktionelle Bauchschmerzen

Funktionelle Bauchschmerzen sind definiert als Schmerzen, die länger als 2 Monate bestehen, häufiger als einmal pro Woche auftreten und nicht durch strukturelle oder biochemische Erkrankungen erklärt werden können (Rasquin et al. 2006). Während sog. funktionelle gastrointestinale Beschwerden lange eine reine Ausschlussdiagnose waren, ist durch die Definition der Rom-III Kriterien 1999 erstmals eine positive Definition und Klassifikation möglich.

Die Einteilung der funktionellen Bauchschmerzen erfolgt in
1. funktionelle Oberbauchbeschwerden (funktionelle Dyspepsie),
2. Reizdarmsyndrom,
3. abdominale Migräne,
4. funktionelle Bauchschmerzen im Kindesalter.

Funktionelle Dyspepsie

Bei der funktionellen Dyspepsie bestehen entweder persistierende oder wiederkehrende Oberbauchbeschwerden, die keine Besserung nach Defäkation zeigen und nicht mit einer Änderung der Stuhlfrequenz einhergehen. Hinzu kommen Erbrechen, Übelkeit, Völlegefühl und ein rasches Sättigungsgefühl.

Ursache der funktionellen Dyspepsie scheint in erste Linie eine Motilitätsstörung des Magens zu sein. Dadurch kommt es zu einer verzögerten Magenentleerung und einer unzureichenden postprandialen gastralen Relaxation. Dies wurde gezeigt, indem bei Kindern mit der Diagnose einer funktionellen Dyspepsie mit einer druckkontrollierten Volumenfüllung des Magens früher Unwohlsein ausgelöst wurde als bei anderen (Hoffman et al. 2007).

Reizdarmsyndrom

Bei dem Reizdarmsyndrom sind Frequenz und Konsistenz des Stuhlgangs verändert und führen zu Beschwerden. Definiert ist das Reizdarmsyndrom durch Änderung der Stuhlfrequenz mit mehr als 4 Stühlen pro Tag oder weniger als 2 Stühlen pro Woche, Veränderung der Konsistenz (harter oder wässriger Stuhlgang), gesteigerten Stuhldrang oder Gefühl der inkompletten Entleerung, Schleimauflagerung auf dem Stuhl, Völlegefühl oder geblähtes Abdomen.

Das Reizdarmsyndrom ist besonders bei Erwachsenen eine der häufigsten Ursachen gastrointestinaler Beschwerden. Ursächlich ist wahrscheinlich eine gesteigerte viszerale Sensitivität, die sich in einer reduzierten Schmerzschwelle auf Dehnungsreize im Gastrointestinaltrakt äußert (Di Lorenzo et al. 2001).

Auch können Störungen der intestinalen Motilität sowie infektiöse oder entzündliche Ursachen bei der Entstehung eine Rolle spielen. Es wurde z. B. nachgewiesen, dass Kinder nach einem gastrointestinalen Infekt häufiger Symptome eines Reizdarmsyndroms entwickeln (Saps et al. 2008).

Abdominale Migräne

Bei der abdominalen Migräne treten immer wieder Phasen von starken, periumbilikalen Bauchschmerzen auf, die den Alltag stark beeinträchtigen. Die Schmerzen sind teilweise so stark ausgeprägt, dass die Kinder in der Nacht dadurch aufwachen. Zur Definition gehören mindestens noch 2 der Symptome Appetitlosigkeit, Übelkeit, Erbrechen, Kopfschmerzen, Photophobie oder Blässe. Diese Symptome können von einer Stunde bis hin zu mehreren Tagen andauern. Die Diagnose gilt als gesichert, wenn mindestens 2 Schmerzepisoden in den letzten 12 Monaten aufgetreten sind und organische Ursachen ausgeschlossen wurden.

Organische Erkrankungen, die einen ähnlichen Verlauf nehmen können, sind insbesondere die chronisch-entzündlichen Darmerkrankungen. Allerdings ist der Stuhlgang bei der abdominalen Migräne unverändert. Die Ursachen für diese Symptombeschreibung sind noch nicht eindeutig geklärt. Trigger sind aber Stresssituationen.

Funktionelle Bauchschmerzen im Kindesalter

In den ROM-III-Kriterien sind die funktionellen Bauchschmerzen noch separat aufgeführt. Dabei werden diese so beschrieben, dass es sich um intermittierende oder kontinuierliche Bauchschmerzen handelt, die für mind. 2 Monate häufiger als einmal pro Woche auftreten. Die Schmerzen werden periumbilikal beschrieben.

Wenn die Schmerzen mehr als 25 % der Zeit auftreten und eine deutliche Einschränkung der Alltagsaktivität vorliegt, spricht man vom Syndrom der funktionellen, kindlichen Bauchschmerzen.

7.2.4 Somatische Differenzialdiagnosen

Unterschätzt und nicht ausreichend wissenschaftlich untersucht ist der Einfluss von zahlreichen Formen von **Nahrungsmittelunverträglichkeiten** und **Nahrungsmittelallergien**. Auch Schmerzen, die durch intraabdominelle Lymphknotenvergrößerung im Rahmen von ganz normalen gastrointestinalen Infekten verursacht werden, die **Lymphadenitis mesenterialis,** werden unterschätzt. Erst in den letzten Jahren, durch verbesserte Ultraschalldiagnostik, konnte die Lymphadenitis mesenterialis vermehrt nachgewiesen werden.

Natürlich sollte bei chronischen Bauchschmerzen eine ausführliche **Anamnese** erfolgen. Das zeitliche Auftreten der Schmerzen (tagsüber oder nachts, in der Schule oder am Wochenende) kann Hinweise auf die Ursachen geben. Allerdings muss man auch hier vorsichtig sein. So kann z. B. trotzdem eine Gastroenteritis vorliegen, auch wenn die Bauchschmerzen in der Schulzeit zu einem sekundären Krankheitsgewinn führen und man dann zu Hause bleiben darf. Dennoch hat dieses Kind wahrscheinlich keine Somatisierungsstörung. Weiter gehört zur Anamnese natürlich das Erfragen assoziierter Symptome: Fieber, Durchfall, Erbrechen, Verstopfung und andere. Auch der Schmerzcharakter kann hinweisend sein. Ist es ein Dauerschmerz oder ist er kolikartig? Gibt es einen Zusammenhang zur Nahrungsaufnahme? Besonders bei kleinen Kindern gehört auch die Stillanamnese dazu.

◻ Tab. 7.2   Somatische Erkrankungen bei chronischen Bauchschmerzen

Erkrankung:	Diagnosestellung	Schmerzlokalisation
Cholelithiasis	Ultraschall	Re. Oberbauch
Morbus Gilbert-Meulengracht	Labordiagnostik (Bilirubin)	Diffuse Bauchkrämpfe
Obstipation (▶ Kap. 14)	Ultraschall	Li. Unterbauch
Pankreatitis	Ultraschall und Labordiagnostik	Oberbauch gürtelförmig
Nierensteine	Ultraschall	Flankenschmerz
Helicobacter-pylori-Gastritis	C13-Atemtest/Antigen-Test im Stuhl	Oberbauch
Ovarialzyste	Ultraschall	Unterbauch
Morbus Crohn	Koloskopie	Re. Unterbauch
Colitis ulcerosa	Koloskopie	Re. Unterbauch und Mittelbauch
Harnwegsinfektion/ Pyelonephritis	Ultraschall/Urinstatus	Unterbauch/Flankenschmerz
Zöliakie	Labordiagnostik (Antikörper)/ Dünndarmbiopsie	Diffus
Nahrungsmittelunverträglich-keiten	Anamnese/Nahrungskarenz/ Atemtest	Diffus, eher Oberbauch
Nahrungsmittelallergie als Kreuzreaktivität mit Inhalationsallergenen	Prick-Test/Spezifischer IgE-Nachweis	Diffus
Endometriose bei jugendlichen Mädchen	Anamnese/Ultraschall/ Gastroskopie	Unterbauch

Wie man aus ◻ Tab. 7.2 ersehen kann, gibt es zahlreiche zusätzliche Erkrankungen, die Bauchschmerzen verursachen können. Im Folgenden will ich näher auf einige somatische Erkrankungen eingehen, die häufiger als Somatisierungsstörung fehleingeschätzt werden.

Chronisch-entzündliche Darmerkrankung (Morbus Crohn, Colitis ulcerosa)

Eine Erstmanifestation von Morbus Crohn oder Colitis ulcerosa findet bei 7–25 % der Betroffenen vor dem 18. Lebensjahr statt. Bei diesen Kindern sind chronische Bauchschmerzen, Durchfälle, aber auch häufig Blut im Stuhl und Gewichtsverlust vorhanden. Für diese Erkrankungen besteht eine erhöhte **genetische Prädisposition**. Durch den Gewichtsverlust und Blut im Stuhl verlässt man doch relativ schnell die Annahme einer Somatisierungsstörung. Als initiale Laboruntersuchungen sollte nach Entzündungen, Anämie, Flüssigkeitsdefiziten und Zeichen der Malabsorption geschaut werden. Dazu gehören das C-reaktive Protein und ein Blutbild. Mikrobiologische Tests auf infektiöse Durchfallerreger inklusive Clostridium-difficile-Toxin werden empfohlen. Die quantitative Bestimmung von Calprotectin im Stuhl kann hilfreich sein. Bei Kindern und Jugendlichen sollten bei Verdacht eine Sonografie des Abdomens und eine Ileokoloskopie mit Stufenbiopsie sowie eine Ösophagogastroduodenoskopie mit Stufenbiopsie durchgeführt werden.

	Morbus Crohn	Colitis ulcerosa
Tab. 7.3 Vergleich zwischen Morbus Crohn und Colitis ulcerosa. (Adapt. nach Keller et al. 2004)		
Säuglinge/Vorschulkinder	Ungewöhnlich	Gelegentlich
Langjähriger Verlauf vor Diagnose	Häufig	Ungewöhnlich
Minderwuchs/verzögerte Pubertät	Häufig	Selten
Unklare Fieberschübe	Gelegentlich	Selten
Blutige Durchfälle	Gelegentlich	Selten
Tastbare Resistenzen	Häufig	Nein
Perianale Auffälligkeiten	Häufig	Ungewöhnlich
Entzündungsparameter im Blut erhöht (BSG und CRP)	Häufig	Selten
ANCA positiv	Selten	Häufig
Darmwand sonografisch verdickt	Häufig	Häufig
Beteiligung des oberen Gastrointestinaltrakts	Häufig	Nein
Beteiligung des Rektums	Gelegentlich	Häufig
Segmentaler Befall	Häufig	Ungewöhnlich
Strikturen, Fisteln	Häufig	Ungewöhnlich
Kolonkarzinomrisiko	Leicht erhöht	Stärker erhöht

In den letzten Jahren hat die Häufigkeit von Morbus Crohn stetig zugenommen, die Häufigkeit von Colitis ulcerosa hingegen hat sich nicht verändert. Besonders bei jüngeren Patienten wurde eine Zunahme beschrieben (Hildebrand et al. 2003). Bei der Colitis ulcerosa werden auch immer wieder Säuglingserkrankungen beschrieben.

> **Etwa 25 % aller neuen Morbus-Crohn-Fälle betreffen Menschen unter 20 Jahren**

Um möglichst frühzeitig die Diagnose und Differenzierung bei einer chronisch entzündlichen Darmerkrankung (CED) zu stellen, ist es entscheidend, sich die oben beschriebenen Leitsymptome noch genauer anzuschauen. Dies ist in ☐ Tab. 7.3 zusammengefasst.

Die Diagnosestellung erfolgt in der Regel durch einen Facharzt für Kinderheilkunde und/oder einen Kindergastroenterologen.

Nahrungsmittelunverträglichkeit

Neben der häufigen Vermutung, dass eine Somatisierungsstörung vorliegen könnte, gilt auch die Unverträglichkeit von Nahrungsmitteln zu den häufig aufgestellten Thesen. Den Zusammenhang zwischen Nahrungsmitteln und den Bauchschmerzen herzustellen, bereitet oft erhebliche diagnostische Schwierigkeiten. So gibt es Unverträglichkeiten, die sich als Immunglobulin-E vermittelte Sofortreaktion darstellen oder als nicht-IgE vermittelte immunologische Reaktionen (z. B. lymphozytär vermittelt). Die Diagnostik beruht immer auf eine Vielzahl von beweisführenden Parametern. Am wichtigsten ist hier immer die Anamnese. Besonders bei Allergien vom Soforttyp gibt sie oft entscheidende Hinweise. Bei verzögert einsetzenden allergischen Symptomen ist die Anamnese deutlich schwieriger.

Laktoseunverträglichkeit

Bei der Milchzuckerunverträglichkeit wird der mit der Nahrung aufgenommene Milchzucker als Folge fehlender oder verminderter Produktion des Verdauungsenzyms Laktase nicht verdaut. Die Fähigkeit, Laktase zu produzieren, sinkt im Laufe des Lebens. Etwa 75 % der erwachsenen Weltbevölkerung hat eine Laktoseintoleranz. Allerdings bilden eigentlich alle Säugetiere in der Säuglingszeit das Enzym Laktase. Bei mangelhafter Laktaseaktivität gelangt ungespaltener Milchzucker bis in den Dickdarm, wo er von Bakterien aufgenommen und vergoren wird. Als Gährungsprodukte entstehen Milchsäure und die Gase Methan (CH_4) und Wasserstoff (H_2). Daraus kann man sowohl die Symptomatik als auch die Diagnostik ableiten: Menschen mit Laktoseunverträglichkeit haben nach der Nahrungsaufnahme von Laktose Blähungen, Durchfall und natürlich Bauchschmerzen. In Deutschland leiden nach Schätzungen 15 %–45 % der Gesamtbevölkerung an einer Milchzuckerunverträglichkeit.

Auch gibt es einen **angeborenen Laktasemangel** aufgrund eines Gendefektes. Hierbei handelt es sich um eine autosomal-rezessive Erkrankung. Weiter gibt es

- den **primären Laktasemangel**, bei dem das Verdauungsenzym nach Entwöhnung zunehmend weniger gebildet wird und
- die **sekundäre Laktoseintoleranz**: Nach Erkrankungen des Verdauungssystems kann es zu Schädigung der laktaseproduzierenden Zellen im Dünndarm kommen. So kommt es vorübergehend zu einer verminderten Laktaseproduktion.

Erkrankungen, die zu einer sekundären Laktoseintoleranz führen können

- Gastroenteritis
- Zöliakie
- Alkoholmissbrauch
- Chronische Darmerkrankung
- Dünndarmparasiten

Neben den Bauchschmerzen sind auch die weiteren Symptome aus dem Bereich des Gastrointestinaltraktes typisch: So gehören Übelkeit und Erbrechen dazu, aber auch Müdigkeit, depressive Verstimmungen, innere Unruhe, Schwindelgefühl, Kopfschmerzen, Erschöpfungsgefühle, Schlafstörungen, Konzentrationsstörungen können auftreten.

Die Diagnose wird in der Regel durch einen H_2-Atemtest gestellt. Wie oben beschrieben entsteht nach Zufuhr von Milch Wasserstoff (H_2), und dieser kann in der Atemluft nachgewiesen werden.

Fruktoseunverträglichkeit

Bei der Fruchtzuckerunverträglichkeit handelt es sich um eine Nahrungsmittelunverträglichkeit, bei der Fruchtzucker nur eingeschränkt oder überhaupt nicht vertragen wird. Aufgrund einer unvollständigen Aufnahme des Fruchtzuckers im Dünndarm gelangt ein Anteil konsumierten Fruchtzuckers in den Dickdarm. Dort wird der Fruchtzucker von Bakterien zersetzt und dabei entstehen Gase, die zu den typischen Symptomen wie Bauchschmerzen, Durchfall und Blähungen führen.

Auch die Bedeutung der Fructoseintoleranz hat in der Vergangenheit zugenommen. Normalerweise können 35–50 g ohne Probleme aufgenommen werden. Überschreitet die Nahrungsaufnahme diesen individuellen Grenzwert, bekommen auch Menschen ohne Fruktoseintoleranz die gleichen Symptome.

Als Ursache für die verminderte Toleranz von Fructose wird eine funktionelle Darmstörung diskutiert. Auch gibt es die **Fruktosemalabsorption**. Hier wird vermutet, dass ein Defekt im Transportprotein GLUT-5 in der Wand des Dünndarms verantwortlich ist. In Studien wurde gezeigt, dass die Gabe von 25 g Fruchtzucker etwa bei einem Drittel der Menschen zu einer Fructosemalabsorption führt und bei diesen wiederum ungefähr ein Drittel über Symptome durch die malabsorbierte Fruktose klagen.

Bei Verdacht auf eine Unverträglichkeit wird in der Regel ein Fructoseintoleranz-Test durchgeführt. Nach Aufnahme von 20–50 g Fruktose erfolgen Blutzuckerkontrollen, und bei Malabsorption gelangt die Fruktose in den Dickdarm und produziert hier genau wie bei der Laktoseintoleranz durch Bakterien Wasserstoff (H_2), der in der Atemluft nachgewiesen werden kann.

Zöliakie

Die Zöliakie ist eine lebenslange, immunologisch vermittelte, chronisch entzündliche Darmerkrankung. Die Entzündung entsteht durch eine Immunantwort auf das Klebeeiweiß Gluten, das in Weizen, Roggen, Gerste und anderen Getreidesorten vorkommt. Die Immunreaktion führt zu einer entzündlichen Veränderung im Dünndarm. Durch diese Schädigung kann es zu einer verminderten Aufnahme von Nahrungsstoffen und entsprechenden Folgeerkrankungen kommen.

Viele Jahre wurde die Zöliakie als eine doch relativ seltene Erkrankung im Kindesalter beschrieben. Erst in den letzten Jahrzehnten, durch die Einführung der Endomysium- bzw. Transglutaminase-Antikörper und der dadurch verbesserten Diagnostik, wurde das deutlich häufigere Vorkommen erkannt. Die geschätzte Prävalenz der Zöliakie liegt in Deutschland bei ca. 0,3 %. Obwohl die Zöliakie in den letzten Jahren zunehmend Beachtung gefunden hat, muss immer noch von einer hohen Anzahl an nichtdiagnostizierten Fällen ausgegangen werden.

▶ Bei klinischem Verdacht auf Zöliakie sollen primär die Gewebs-Transglutaminase-IgA-Antikörper (tTG-IgA-Ak) oder die Endomysium-IgA-Antikörper (EmA-IgA-Ak), sowie das Gesamt-IgA im Serum untersucht werden. Es genügt in der Regel ein spezifischer Antikörpertest.

Die **Hauptsymptomatik** der klassischen Zöliakie manifestiert sich durch
- Gewichtsverlust,
- Fettstühle und
- Eiweißmangelödeme.

Bei Kindern zeigt sich ein aufgetriebenes Abdomen, sie sind abgemagert und zeigen Veränderungen des Verhaltens (schlechte Laune, Weinerlichkeit).

Neben diesem doch relativ weit verbreiteten Wissen über die Zöliakie im Kleinkindesalter zeigte sich im Laufe der letzten Jahre, dass sich die Zöliakie viel häufiger auch mit allgemeinen abdominellen Beschwerden bemerkbar macht. So leiden die Betroffenen unter Verdauungsstörungen, Blähungen, aber auch unter Schlaflosigkeit, Müdigkeit, Depression oder auch Obstipation. Insofern spielt die symptomatische Zöliakie für die Differenzialdiagnose von Bauchschmerzen eine wichtige Rolle.

Nahrungsmittelallergien

Bei den klassischen Nahrungsmittel- oder Typ-1-Allergien, wie z. B. Nahrungsmittelallergie gegen Milcheiweiß oder Hühnereiweiß, erfolgt die primäre Sensibilisierung wahrscheinlich über den Gastrointestinaltrakt.

Weizenallergie

Auch die Weizenallergie beruht auf einer immunologischen Reaktion gegen Weizenproteine. Im Unterschied zur Zöliakie treten hier IgE-vermittelte und/oder T-Zell-vermittelte Reaktionen nicht nur gegen Gluten, sondern gegen verschiedene Weizenproteine auf. Auch wenn die Symptome häufig sehr allergietypisch sind, also z. B. Schwellungen, Jucken oder Reizungen in Mund und Nase, kann es auch zu gastrointestinalen Symptomen kommen: nicht selten sind Übelkeit, Blähungen, Durchfall und Bauchkrämpfe.

Gluten- und Weizensensitivität (= Nicht-Zöliakie-Nicht-Weizenallergie-Sensitivität)

Um das Ganze noch komplizierter zu machen, gibt es auch eine Sensitivität gegen Gluten und/oder Weizen, die keine Zöliakie und keine Weizenallergie ist. Das klinische Bild ist der Zöliakie ähnlich und häufig auch mit Bauchschmerzen assoziiert. Es wird vermutet, dass nicht das Gluten hier auslösend ist, sondern dass die mit glutenhaltigen Produkten assoziierten »Amylase-Tryptin-Inhibitoren« zu einer Aktivierung des Immunsystems auf anderem Weg führen.

Diskutiert wird aber auch, dass möglicherweise sog. FODMAPs eine wichtige Bedeutung haben. Hier handelt es sich um nichtresorbierbare fermentierbare Oligo-, Di- und Monosaccharide sowie Polyole. In einer placebokontrollierten Belastungsstudie, bei der die Kriterien für ein Reizdarmsyndrom erfüllt waren, konnte ein positiver Effekt einer FODMAPs Diät nachgewiesen werden (Biesiekierski et al. 2013).

Nahrungsmittelallergie infolge immunologischer Kreuzreaktivitäten mit Inhalationsallergenen

Bei den Nahrungsmittelallergien werden bei Kindern und Jugendlichen ein großer Teil durch kreuzreaktive allergene Strukturen ausgelöst. Man vermutet, dass bis zu 60 % der Nahrungsmittelallergien bei Kindern, Jugendlichen und Erwachsenen mit Inhalationsallergenen assoziiert sind. Dieser Aspekt ist die letzten Jahre relativ wenig beachtet worden und gewinnt zunehmend an Bedeutung.

Die primäre Sensibilisierung ist eigentlich gegen Inhalationsallergene gerichtet. Vermittelt wird dies über das Immunglobulin-E (IgE). IgE kann über verschiedene kreuzreaktive Allergenen (z. B. Bet v 1 bei Birkenpollen) zu unterschiedlichen klinischen Manifestationen führen. In der Regel treten lokale und milde, selten auch schwere systemische Reaktionen direkt nach Verzehr des Nahrungsmittels auf. Auslösend sind hierbei Nahrungsmittel, die das kreuzreaktive Allergen enthalten (z. B. pflanzliche Nahrungsmittel mit Proteinanteilen aus der Bet v 1-Familie).

In ◘ Tab. 7.4 sind häufige Nahrungsmittelsensibilisierungen aufgrund von Kreuzreaktionen dargestellt.

▪ Diagnosestellung

Die Diagnose der pollenassoziierten Nahrungsmittelallergien wird durch eine gute Allergiediagnostik gestellt: Anamnese, Nachweis einer Sensibilisierung (Haut- und IgE-Test) und oraler Provokationstest.

▫ Tab. 7.4	Häufige Nahrungsmittelsensibilisierungen aufgrund von Kreuzreaktionen
Inhalative Allergene	**Nahrungsmittelkreuzreaktionen**
Baumpollen	Apfel, Haselnuss, Karotte, Kartoffel, Kirsche, Kiwi, Pfirsich, Aprikose, Pflaume, Sellerie, Soja, Feige
Beifußpollen	Gewürze, Karotte, Mango, Sellerie, Sonnenblumenkerne
Naturlatex	Ananas, Avocado, Banane, Kartoffel, Kiwi, Tomate, Esskastanie, Pfirsich, Mango, Papaya, Sellerie

Endometriose

Bei Jugendlichen sind es besonders die Mädchen, die über Bauchschmerzen klagen. Ein in der Pädiatrie kaum beachtetes Feld ist die Erkrankung der Endometriose. Auch sie ist eine Differenzialdiagnose von chronischen Bauchschmerzen bei jugendlichen Mädchen. Von einer Endometriose spricht man, wenn sich Zellen aus der Gebärmutterschleimhaut außerhalb der Gebärmutterhöhle ansiedeln. Dies führt bei den meisten Mädchen zu starken Regelschmerzen. Allerdings kann eine Endometriose auch zu chronischen Bauchschmerzen und sogar Rückenschmerzen führen. Die Endometriose ist einer der häufigsten Erkrankungen der geschlechtsreifen Frau. Etwa 4–12 % aller Frauen erkranken zwischen der Pubertät und den Wechseljahren. Je jünger die Patientinnen bei den ersten Symptomen sind, desto mehr Zeit vergeht bis die Diagnose gestellt wird (Schindler 2007).

Wenn der Verdacht auf eine Endometriose besteht, sollte die Jugendliche zum Frauenarzt geschickt werden.

Helicobacter-pylori-Gastritis

Das Vorkommen der Helicobacter-pylori-Infektion liegt in Deutschland im Kindesalter bei ungefähr 5 %. Migranten aller Altersgruppen allerdings sind deutlich höher betroffen. Hier liegt der Anteil bei 36–86 %. Interessanterweise ergaben Studien, dass infizierte Kinder nicht häufiger als nichtinfizierte Kinder unter Bauchschmerzen leiden. Weiter ist eine Schwierigkeit, dass bereits viele Kinder vor der Behandlung eine Resistenz gegen die benötigten Antibiotika haben.

7.3 Kopfschmerzen

Kopfschmerzen sind ebenso wie Bauchschmerzen weit verbreitet und die Differenzialdiagnosen umfassen fast die gesamte Pädiatrie und Neuropädiatrie. Der Kopfschmerz ist meist Ausdruck von Reizen an entsprechenden Rezeptoren der größeren Arterien des Gehirns sowie der im Schädelinneren verlaufenden Hirnnerven.

7.3.1 Primärer Kopfschmerz

Es gibt primäre Kopfschmerzen, d. h. Kopfschmerzen, die nicht auf eine andere Erkrankung zurückzuführen sind und die oft bereits in der Kindheit oder Adoleszenz begonnen haben. Die Häufigkeit von Kopfschmerzen ist sogar bis zur Einschulung sehr hoch. Ein Drittel aller

Kinder haben bis zur Einschulung Erfahrungen mit Kopfschmerzen. In der Pubertät werden Kopfschmerzen dann sogar noch häufiger. Die Prävalenz von Migräne liegt in der Pubertät bei 10–20 %, von Kopfschmerzen im Allgemeinen je nach Studie sogar bis über 80 %! (Fendrich et al. 2007).

7.3.2 Sekundärer Kopfschmerz

Sekundäre Kopfschmerzen sind Folge einer Erkrankung. Für sekundäre Kopfschmerzen kommen viele Ursachen in Frage (◘ Tab. 7.5).

7.3.3 Migräne

7

Die Migräne ist eine neurologische Erkrankung, die in der Bevölkerung sehr weit verbreitet ist und unter der Frauen etwa 3-mal so häufig wie Männer leiden und die eine familiäre Häufung aufweist. Die Migräne ist gekennzeichnet durch periodische, wiederkehrende, anfallsartige, pulsierende oder halbseitige Kopfschmerzen. Zusätzlich können Symptome wie Übelkeit, Erbrechen, Lichtempfindlichkeit oder Geräuschempfindlichkeit vorkommen. Auch eine Aura kann einer Migräne vorausgehen.

Um die **primären Kopfschmerzen** genau einzuteilen, helfen die Kriterien der Internationalen Headache Society (◘ Tab. 7.6)

7.3.4 Kopfschmerz vom Spannungstyp

Spannungskopfschmerzen sind eher leichte bis mittelschwere Kopfschmerzen, die besonders im gesamten Bereich des Kopfes auftreten. Vom Charakter her sind die Spannungskopfschmerzen drückend-ziehend und haben keinen pulsierenden Charakter. Bei körperlicher Aktivität, im Gegensatz zur Migräne, verstärken sich die Schmerzen nicht. Die einzelnen Kopfschmerzattacken haben eine Dauer zwischen 30 min und 7 Tagen. Auch die von der Migräne bekannten

◘ **Tab. 7.5** Häufige Ursachen für sekundäre Kopfschmerzen

Erkrankung:	Diagnose durch
Sinusitis	Anamnese/Klinik/Ultraschall/Röntgen
Fehlsichtigkeit	Augenärztliche Untersuchung
Hirntumore	► Kap. 2
Subarachnoidalblutung	Anamnese/Bildgebung
Meningitis	► Kap. 2
Enzephalitis	► Kap. 2
Zahnerkrankung	Vorstellung beim Zahnarzt
Migräne	► Abschn. 7.3.3.

⬛ **Tab. 7.6** Kriterien der International Headache Society für Migräne ohne und mit Aura. (Adapt. nach Olesen et al. 2004)

Migräne ohne Aura	Migräne mit Aura
Wenigstens 5 Attacken mit folgenden Kriterien:	**Mindestens 2 Attacken mit folgenden Kriterien:**
Dauer der Kopfschmerzen 4–72 h	Die Aura besteht aus mindestens einem vollständig reversiblem Symptom, dass einer Funktion des Hirnstammes oder Kortex entspricht
Mindestens 2 der folgenden Charakteristika: Einseitig, pulsierend, mittlere oder starke Intensität, die Aktivitäten behindert, Verstärkung durch körperliche Routineaktivitäten	Wenigstens 2 der folgenden Punkte sind erfüllt: Visuelle Symptome und/oder einseitige sensible Symptome, wenigstens ein Aurasymptom entwickelt sich allmählich (> 5 min) oder sie treten nacheinander auf, jedes Symptom daher zwischen 5–60 min
Mindestens eines der folgenden Begleitphänomene: Übelkeit und/oder Erbrechen, Lichtempfindlichkeit	Kopfschmerzen beginnen während der Aura oder folgen ihr innerhalb von 60 min
Die Kopfschmerzen sind nicht auf eine andere Erkrankung zurückzuführen (primär)	Die Kopfschmerzen sind nicht auf eine andere Erkrankung zurückzuführen (primär)

Begleitsymptome wie Lichtscheue, Übelkeit und Erbrechen treten in der Regel nicht oder nur sehr selten auf.

7.3.5 Clusterkopfschmerz

Der Clusterkopfschmerz zeichnet sich durch streng einseitige und in Attacken auftretende, sehr intensive Kopfschmerzen aus. Meist liegen die Kopfschmerzen im Bereich von Schläfe und Auge und treten oft direkt aus dem Schlaf heraus auf. Unbehandelt halten die Kopfschmerzen 15–180 min an. Im Gegensatz zur Migräne hilft den Betroffenen eher Bewegung und nicht das Zurückziehen in das Bett und Zuziehen des Vorhangs.

Zusätzlich besteht beim Clusterkopfschmerz mindestens eines der folgenden **Begleitsymptome** auf der schmerzenden Kopfseite:

- gerötete Bindehaut,
- tränendes Auge,
- laufende Nase,
- Lidödem,
- Schwitzen im Bereich der Stirn,
- Rötung im Bereich der Stirn,
- Völlegefühl im Ohr,
- verengte Pupillen,
- hängendes Augenlid.

Die Bezeichnung Cluster hängt mit dem periodisch stark gehäuften Auftreten von Kopfschmerzen dieser Art zusammen. Nach der Kopfschmerzperiode können aber auch wieder lange beschwerdefreie Intervalle folgen.

7.4   Herzrasen, Herzstolpern

Bei den somatischen Herzrhythmusstörungen, die vom Patienten als Herzrasen oder Herzstolpern beschrieben werden, handelt es sich um eine Störungen der Reizbildung oder des Erregungsleitungssystems. Das meist mit Angst verbundene und plötzlich auftretende Herzrasen ist in ▶ Kap. 5 beschrieben. Es gibt allerdings auch nichttachykarde Herzrhythmusstörungen, gefühlt wird dies eher als ein Herzstolpern. Natürlich kann dies auch mit großen **Ängsten** verbunden sein.

Es kann sein, dass es zu einer zu früh einfallenden Herzaktion gegenüber dem normalen Schlag kommt. Dies ist dann eine **Extrasystole**. Oder aber der Herzschlag tritt verzögert auf. Hierbei kann es auch zu einer **Bradykardie**, also einen verlangsamten Herzrhythmus, kommen. Häufig sind Herzrhythmusstörungen Zufallsbefunde bei Jugendlichen oder Kindern. Beim Verdacht auf eine somatoforme Störung, die subjektiv von den Patienten als Herzstolpern oder Herzrasen beschrieben wird, ist natürlich ein EKG unabdingbar.

Herzrhythmusstörungen treten häufig im Rahmen einer Grunderkrankung auf oder sind angeborene Herzfehler.

> Die häufigste Herzrhythmusunregelmäßigkeit im Kindes- und Jugendalter ist die völlig physiologische respiratorische Sinusarrhythmie.

Ursachen für Herzrhythmusstörungen mit Herzstolpern
- Sinusarryhtmie
- Supraventrikuläre Extrasystolen
- Ventrikuläre Extrasystolen
- Vorhofflimmern
- Sinuatrialer Block (SA-Block)
- AV-Block
- Sick-Sinus-Syndrom

Literatur

Biesiekierski JR et al (2013) No effects of gluten in patients with self-reported non-celiac gluten sensitivity after dietary reduction of fermentable, poorly absorbed, short-chain carbohydrates. Gastroenterology 145:320–328. Doi:10.1053/j.gastro.2013.04.051

Dilling H, Mombur W, Schmidt MH (Hrsg) (2013) Internationale Klassifikation psychischer Störungen (ICD-10), 9. überarb Aufl. Huber, Bern

Di Lorenzo C, Youssef NN, Sigurdsson L et al (2001) Visceral hyperalgesia in children with functional abdominal pain. J Pediatr 139(6):838–843

Di Lorenzo C, Colletti RB, Lehmann et al; AAP Subcommittee; NASPGHAN Committee on Chronic Abdominal Pain (2005) Chronic abdominal pain in children: a technical report of the American Academy of Pediatrics and the North American Society for Pediatric Gastroenterology, Hepatology and Nutrition. J Pediatr Gastroenterol Nutr 40(3):249–261

Fendrich K, Vennemann M, Pfaffenrath V et al (2007) Headache prevalence among adolescents – the German DMKG headache study. Cephalalgia 27:347–354

Garralda ME (1999) Practitioner review: assessment and management of somatisation in childhood and adolescence: a practical perspective. J Child Psychol Psychiatry 40:1159–1167

Hildebrand H, Finkel Y, Grahnquist L et al (2003) Changing pattern of paediatric inflammatory bowel disease in northern Stockholm 1990–2001. Gut 52:1432–1434

Hoffman I, Vos R, Tack J (2007) Assessment of gastric sensorimotor function in paediatric patients with unexplained dyspeptic symptoms and poor weight gain. Neurogastroenterol Motil 19(3):173–179

Keller KM, Weitzel D, Lörcher U (2004) Diagnostik der chronisch-entzündlichen Darmerkrankungen. Mschr Kinderheilk 152:122–132

Olesen J, Bousser GM, Diener HC et al (2004) The international classification of headache disorders – The primary headaches. Cephalalgia 24 (Suppl):124–136

Rasquin A, Di Lorenzo C, Forbes D et al (2006) Childhood functional gastrointestinal disorders: child/adolescent. Gastroenterology 130(5):1527–1537

Saps M, Pensabene L, Di Martino L et al (2008) Post-infectious functional gastrointestinal disorders in children. J Pediatr 152(6):812–816, 816.e1. doi: 10.1016/j.jpeds.2007.11.042. Epub 2008 Feb 14.

Schindler A (2007) Epidemiologie, Pathogenese und Diagnostik der Endometriose. Fertil Reprod 17:22–27

Essstörungen

N. Charlier, *Somatische Differenzialdiagnosen psychischer Symptome im Kindes- und Jugendalter*,
DOI 10.1007/978-3-662-48776-1_8, © Springer-Verlag Berlin Heidelberg 2016

Zu den klassischen Essstörungen gehören die Anorexia nervosa und die Bulimia nervosa. Aber auch die Adipositas kann zu den Essstörungen gezählt werden. Während die Anorexia nervosa eine typische entwicklungspsychiatrische Störung darstellt und vorwiegend bei Mädchen in der Adoleszenz auftritt, ist die Bulimia nervosa eine Erkrankung, die auch überwiegend weibliche Jugendliche und junge Frauen betrifft, aber meist etwas später in der Adoleszenz auftritt. Häufig ist die Bulimie auch eine Folgeerkrankung einer Anorexia nervosa.

Die Adipositas hingegen entwickelt sich häufig schon in den ersten Lebensjahren und ist in den letzten Jahrzehnten in den Industrieländern um bis zu 400 % angestiegen.

8.1   Untergewicht (Anorexia nervosa)

8.1.1   Psychisch-psychiatrisches Krankheitsbild

Fallbeispiel 8.1: Magersucht eines 15-jähriges Mädchens
Die 15-jährige Julia wird von den Eltern in der Ambulanz vorgestellt. Die Eltern berichten, dass Julia kaum noch essen würde. Begonnen habe dies, nachdem Julia für 2 Wochen zum Schüleraustausch in Frankreich war. Danach habe sie eine Diät begonnen und Julia selbst berichtet, dass sie danach irgendwie die Kontrolle verloren habe. Sie habe große Angst, an Gewicht zuzunehmen und fühle sich insgesamt auch zu dick. Die beiden Eltern sind sehr besorgt. Erst bei genauerem Nachfragen berichten sie, dass sie seit 2 Jahren getrennt seien. Bei der Verabschiedung vom Vater während der stationären Aufnahme fällt auf, dass es eine sehr enge Vater-Tochter-Beziehung zu geben scheint, die körperlich inadäquat nah und nicht altersentsprechend wirkt.
Diagnose: Anorexia nervosa

Bei der Anorexia nervosa (Magersucht) handelt es sich eine Erkrankung, bei der das Körpergewicht unterhalb der 3. BMI-Gewichtsperzentile liegt.

> **Body-Mass-Index (BMI) = Gewicht in kg/(Körpergröße in m)²**

Weiter ist bei der Anorexia nervosa entscheidend, dass die Gewichtsabnahme **absichtlich** erfolgt ist. In der Regel haben die Mädchen Angst, an Gewicht zuzunehmen und fühlen sich zu dick, obwohl sie untergewichtig sind, was als **Körperschemastörung** bezeichnet wird. Es werden hochkalorische Speisen vermieden oder es wird fast völlig darauf verzichtet. Neben dem auffälligen Essverhalten kommt oft auch eine **aktive Gewichtsabnahme** durch Erbrechen, durch Laxanzienabusus oder durch übertriebene körperliche Aktivität hinzu. Fast immer besteht eine mangelnde Krankheitseinsicht. Zusätzlich besteht eine Amenorrhö über mindestens 3 aufeinanderfolgenden Zyklen.

Die Anorexie ist keine seltene Erkrankung. Sie stellt bei den adoleszenten Mädchen die dritthäufigste chronische Erkrankung dar (Nicholls u. Viner 2005). Der Erkrankungsgipfel liegt bei 14 Lebensjahren. Beschrieben wird auch, dass die Erkrankung in den letzten Jahrzehnten deutlich zugenommen hat (Lucas et al. 1999).

Insgesamt ist die Anorexia nervosa eine typische entwicklungspsychiatrische Störung. Die DSM-IV Kriterien unterscheiden dabei den restriktiven Typ von Formen mit Essattacken und/oder mit eingreifenden gewichtsreduzierenden Maßnahmen. Dabei ist der Verlauf häufig typisch: Frühe Formen der Anorexia nervosa sind fast alle restriktiv, und der Gewichtsverlust wird fast ausschließlich durch eine verminderte Nahrungszufuhr hervorgerufen. Hinzukommen kann noch eine verstärkte körperliche Aktivität. Dabei wird sehr auf die Kalorienzahl geachtet und natürlich hochkalorische Nahrung zuerst weggelassen. Bei sehr jungen Mädchen kommt es häufiger sogar zu einer Verweigerung von Flüssigkeitszufuhr. Das veränderte Essverhalten wird meist in ein Essensritual eingebaut, was manchmal auch an eine Zwangserkrankungen denken lässt. Im Verlauf kann es dann dazu kommen, dass bulimische Attacken hinzukommen und so ein Übergang vom restriktiven Typ zum »Binge eating« entsteht. Auch kann ein Abführmittelmissbrauch hinzukommen.

Die Genese der Essstörung wird in der Regel als multifaktoriell angenommen. So spielen biologische, persönlichkeitsbedingte, familiäre und soziokulturelle Faktoren eine große Rolle.

■ **Biologische Ursachen**

Durch die Zwillingsforschung konnte in den letzten Jahren zunehmend nachgewiesen werden, dass erbliche Faktoren an der Genese der Anorexia beteiligt sind (Hebebrand u. Remschmidt 1995). Allerdings konnte noch kein Gen genau lokalisiert werden.

■ **Persönlichkeit und familiäre Faktoren**

Wenn man mit Patienten mit einer anorektischen Erkrankung zusammenarbeitet, fällt immer wieder auf, dass die meist weiblichen Patienten auffallend viele Gemeinsamkeiten bzgl. ihrer Persönlichkeit, aber auch bzgl. ihres familiären Umfeldes haben. So sind die Mädchen häufig sehr beharrlich, zeigen eine Introvertiertheit und eine gute durchschnittliche bis überdurchschnittliche Intelligenz. Oft sind die Mädchen auch sehr angepasst und bemüht, es anderen recht zu machen. Konflikte werden eher vermieden, sie haben meist ein niedriges Selbstwertgefühl und sind wenig autonom.

Die interpersonellen Konflikte in der Familie spielen natürlich auch eine große Rolle. Diese hängen, aus psychoanalytischer Sicht, oft auch mit der Abwehr von sexueller weiblicher Entwicklung zusammen. Das Paradebeispiel für eine stagnierte Reifungsverzögerung zur Abwehr von Sexualität ist die Geschichte vom Kind, das niemals erwachsen wird: Peter Pan im Nimmerland. In der Klinik ist oft u. a. eine ödipale Versuchung durch einen inadäquat eng mit der Patientin verbundenen Vater zu finden. Auch der Autonomie-Abhängigkeits-Konflikt kann eine zentrale Rolle spielen.

In Studien ist es bisher allerdings nur schwer gelungen, diesen Zusammenhang nachzuweisen, sodass in den letzten Jahren die familiären Faktoren zunehmend in Frage gestellt worden sind.

■ **Soziokulturelle Faktoren**

Der Einfluss soziokultureller Faktoren liegt durch die hohe Prävalenz von Essstörungen in der westlichen Welt nahe. In China beispielsweise konnten in einer Studie nur Einzelfälle gefunden werden (Goh et al. 1993), auch wenn in den letzten Jahren eine Annäherung an die westliche Welt stattgefunden hat. Für die gestörte Wahrnehmung und Akzeptanz des eigenen Körpers können Kritik von Mitschülern, der Eltern, aber auch Schönheitsideale der Gesellschaft, beispielsweise durch Werbung vermittelt, eine große Rolle spielen.

■ **Prognose**

Insgesamt ist die Anorexia nervosa eine sehr schwere Erkrankung. Die 10-Jahres Letalität liegt bei ungefähr 5 % (Fichter 2008) und ist damit deutlich höher als bei allen anderen Erkrankungen in dieser Altersgruppe. Etwa 40 % der Patientinnen weisen eine guten Heilungserfolg auf, wohingegen ca. 30 % einen mittelmäßigen bis schlechten Heilungserfolg zeigen (Zipfel et al. 2000)

■ **Somatische Folgeerscheinungen**

Als Folgeerscheinungen einer Anorexie und der Mangelernährung kommt es zu zahlreichen körperlichen Veränderungen. So ist häufig die Haut trocken und geschuppt, und es bildet sich die sog. Lanugobehaarung. Dieser Haarflaum ist eigentlich bei Feten und manchmal bei Neugeborenen zu sehen und dient als Schutz für die Haut. Wahrscheinlich ist bei schwindendem Fettgewebe auch bei Mädchen mit einer Anorexie die Lanugobehaarung ein Schutzmechanismus.

Zusätzlich wird eine Akrozyanose beobachtet. Dabei sind die Hände und Füße bläulich verfärbt. Auch kann die Haut fleckig und marmoriert aussehen. Dies bezeichnet man als Cutis marmorata. Hinzu kommen Haarausfall, Minderwuchs und eine verzögerte Pubertätsentwicklung.

8.1.2   Somatische Differenzialdiagnosen

Fallbeispiel 8.2: Gewichtsverlust bei 17-jährigem Mädchen
Die 17-jährige Johanna kommt mit der Einweisungsdiagnose Anorexia nervosa zur stationären Aufnahme. Johanna hat in den letzten 3 Jahren 15 kg an Gewicht abgenommen, hat eine sekundäre Amenorrhö entwickelt und ist jetzt unter die 3. Gewichtsperzentile gerückt, sodass der Kinderarzt sie eingewiesen hat. Johanna berichtet, dass sie sich initial darüber gefreut habe abzunehmen, aber dann sei es irgendwie immer weiter gegangen. Auch würde sie manchmal erbrechen, besonders morgens.
Diagnose: Hirntumor

Die Diagnose einer Magersucht ist in der Regel relativ leicht zu stellen und eindeutig. Die Symptomatik, das Lebensalter und das Geschlecht sind doch relativ typisch. Somatische Erkrankungen, die einen Gewichtsverlust herbeiführen, müssen jedoch überdacht und ggf. ausgeschlossen werden; sie sind in ❑ Tab. 8.1 aufgeführt. Allerdings kann es jedoch auch sein, dass sich im Rahmen einer körperlichen Erkrankung mit Gewichtsverlust eine Magersucht manifestiert.

So ist beschrieben, dass häufig junge Mädchen, die an einem **Morbus Crohn** oder einer **Colitis ulcerosa** erkranken, zusätzlich auch eine Anorexie entwickeln (Kaplan u. Katz 1993). Häufiger sind Essstörungen auch bei Jugendlichen mit einem juvenilen **Diabetes mellitus** beschrieben worden.

Immer wieder wird auch diskutiert, ob bei Verdacht auf eine Anorexia nervosa eine Bildgebung des Kopfes zum **Ausschluss eines Hirntumors** gemacht werden muss. So wird in der Literatur beschrieben, dass Patienten mit einem Hirntumor die Diagnose einer Anorexia nervosa bekommen haben (Chipkevitch 1994, siehe auch Fallbeispiel 8.2). Besonders intrakranielle Keimzelltumore scheinen die Symptome eine Anorexia nervosa vorzutäuschen (Martinez u. Mateu 2006), sodass mindestens an einen Hirntumor im Bereich des Hypothalamus gedacht werden muss.

◘ Tab. 8.1 Somatische Differenzialdiagnosen der Anorexia nervosa

Untergewicht als Folge verminderter Nahrungszufuhr	Untergewicht durch enterale Verluste	Untergewicht als Folge erhöhten Energieverbrauchs
Morbus Crohn, Colitis ulcerosa	Mukoviszidose	Tuberkulose
Achalasie	Gallensäuren-Malabsoption	Hyperthyreose
Erkrankungen der Gallenwege/ Leber	Acrodermatitis enteropathica	Chronische Infektionen
Hypothalamustumore	Allergische Enterokolitis	Atmungskettendefekt
Morbus Addison	Zöliakie	Konsumierende Tumorerkrankungen
Gastritis, Duodenitis	Morbus Crohn, Colitis ulcerosa	Hyperkinese
Hirntumore	Lambliasis	Leberinsuffizienz
	Primäre oder sekundäre Lymphangiektasie	
	Chylomikronenretentionskrankheit	
	Immundefekt	
	Diabetes mellitus	
	Renale Tubulopathie	

8.2 Chronisches Erbrechen (Bulimia nervosa)

8.2.1 Psychisch-psychiatrisches Krankheitsbild

Fallbeispiel 8.3: Essattacken

Die 17-jährige Vanessa stellt sich selbstständig in der Sprechstunde vor. Sie wirkt deutlich belastet, blass, sehr traurig und berichtet, dass sie nicht mehr könne. Ihr Gesicht wirkt aufgequollen mit dicken Backen. Sie würde sehr darunter leiden, dass sie immer wieder Essattacken habe und ihrem Heißhunger nicht standhalten könne. Diese Essattacken träten besonders auf, wenn sie alleine sei. Danach habe sie ein unglaublich schlechtes Gewissen und große Angst zuzunehmen und müsse danach erbrechen. Im weiteren Gespräch berichtet Vanessa, dass sie ein sehr schlechtes Verhältnis zu ihrem Vater habe. Der habe immer wieder abschätzende Bemerkungen über ihr Gewicht gemacht, dabei würde er doch selbst immer so genau auf sein eigenes Gewicht achten. Mittlerweile wurde sie so schlecht mit ihm zurechtkommen, dass sie zu Hause einfach gar nicht mehr mit ihm reden würde. Sie würde ihn kontinuierlich ignorieren.

Diagnose: Bulimia nervosa

Die Bulimie ist gekennzeichnet durch andauernde Beschäftigung mit Essen und häufig auftretende Essattacken, gefolgt von dem Versuch, gegenregulatorische Maßnahmen zu ergreifen, um eine Gewichtszunahme zu vermeiden. In der Regel sind die Mädchen normalgewichtig und finden sich auch häufig nicht zu dick, haben aber Angst davor, zu dick zu werden. Maßnahmen gegen die Gewichtszunahme sind selbstinduziertes Erbrechen, Laxanzienabusus oder restriktive Diät. Meist kann man eigentlich eher von einer »Dauerdiät« sprechen, die schließlich durch Fressattacken unterbrochen wird. Diese Attacken zeichnen sich in der Regel durch hastiges Herunterschlingen von großen Mengen weicher, hochkalorischer Nahrung aus. Initial können diese Fressattacken durch emotionalen Stress ausgelöst sein, im Verlauf verselbstständigen sich diese Attacken dann allerdings.

Wie bereits in ▶ Abschn. 8.1 beschrieben, entwickelt sich eine Bulimie oft auch als Folge einer Anorexia nervosa. Insgesamt sind von der Erkrankung, ähnlich der Anorexia nervosa, zu ca. 95 % Frauen betroffen. Die **Häufigkeit** bei Jugendlichen und jungen Erwachsenen liegt bei ca. bei 1–3 %.

Die **Ursachen** für die bulimische Form der Essstörungen ähneln der einer Anorexia nervosa. So spielen biologische Ursachen, soziokulturelle Faktoren, Persönlichkeit und familiäres Umfeld eine große Rolle, wobei sich bei der Bulimia nervosa der Konflikt psychodynamisch meist anders gestaltet. So scheint die Abwehr von sexueller weiblicher Entwicklung zumindest bei normalgewichtigen Frauen nicht eine so große Rolle zu spielen wie bei der Anorexia nervosa.

Der **Verlauf** einer Bulimia nervosa ist nicht so gut untersucht wie bei der Anorexia nervosa. Die Bulimie wurde erst später als eigenes Krankheitsbild beschrieben, und auch die Behandlung findet meist erst nach längerem Krankheitsverlauf statt. Bisher scheint es so auszusehen, dass bis zu einem Drittel der Patientinnen einen chronischen Verlauf zeigen (Keel et al. 1999). In einer deutschen Studie stellt sich der Verlauf aber etwas besser dar: Hier litten ca. 20 % der Patientinnen weiter an einer Essstörung (Fichter u. Quadflieg 2004). Der Übergang von einer Bulimia zu einer Anorexia scheint allerdings selten zu sein. Andere psychiatrische Erkrankungen hingegen werden häufig als Komorbiditäten oder Folgeerkrankungen beschrieben. Darunter sind affektive Störungen, Angsterkrankungen, Substanzmissbrauch und Störungen der Impulskontrolle.

Die **Mortalität** der Bulimie ist deutlich niedriger als die der Anorexia nervosa und liegt bei 2 %.

■ **Somatische Folgeerscheinungen der Bulimie**

Bei der Bulimia nervosa können unterschiedliche körperliche Folgeerscheinungen auftreten, die sich von der Anorexia nervosa unterscheiden. So ist aufgrund des häufigen Erbrechens der Zahnstatus häufig sehr schlecht. Der Zahnschmelz ist durch die Magensäure angegriffen, und folglich haben solche Mädchen häufig ausgeprägte Karies. Auch kann man an den Händen, besonders am Handrücken, Schwielen finden, die durch wiederholtes manuelles Auslösen des Würgereflexes entstanden sind. Durch das häufige Erbrechen kommt es zu einer Speicheldrüsenschwellung, und folglich wirkt, wie in Fallbeispiel 8.3, das Gesicht aufgequollen und verbreitert.

8.2.2 Somatische Differenzialdiagnosen

Fallbeispiel 8.4: Erbrechen unklarer Ursache

Ein 13-jähriger schlanker Junge stellt sich in der Sprechstunde wegen Erbrechen ohne Fieber und Durchfall vor. Da er auch Schwierigkeiten mit dem Essen hat und berichtet, dass er einfach nichts mehr essen könne, wird ein psychogene Ursache vermutet und er wird mit dem Verdacht auf eine Bulimia nervosa stationär aufgenommen. Im stationären Verlauf zeigte sich, dass das Erbrechen nicht selbstinduziert und eher gallig war. In der daraufhin initiierten sonografischen Untersuchung des Abdomens zeigten sich ein dilatierter Magen und eine Kompression des Pars horizontalis des Duodenums zwischen der A. mesenterica superior und der Aorta.

Diagnose: Arteria mesenterica superior Syndrom

Bulimische Erkrankungen werden leichter übersehen und auch später behandelt. Natürlich müssen bei häufigem Erbrechen und Heißhunger differenzialdiagnostisch somatische Erkrankungen in Betracht gezogen werden. So ist die Einschätzung des Heißhungers gar nicht so einfach.

Heißhunger kann ein Symptom eines Diabetes mellitus sein, aber auch eine Schilddrüsenüberfunktion kann zu solchen Hungerattacken führen. Weiter ist bei Jugendlichen immer auch der Drogenkonsum zu erfragen, da es im Rahmen von Drogenkonsum ebenfalls zu Heißhungerattacken kommen kann. Bei jungen Frauen ist natürlich eine Schwangerschaft auszuschließen. Auch eine hormonelle Erkrankung und ZNS-Tumore können zu Heißhungerattacken führen.

Bei chronischem Erbrechen ist die somatische Differenzialdiagnose eigentlich auch relativ leicht von einer Bulimia nervosa zu unterscheiden. Das Erbrechen bei der Bulimie ist selbstinduziert und nicht verbunden mit Übelkeit und einem unangenehmen Gefühlen über der Magengegend, das zum Würgen und darüber zum Erbrechen führt.

Im Folgenden sind hier Erkrankungen aufgeführt, die zu rezidivierendem Erbrechen bei Schulkindern führen können. Neben dem Erbrechen zeigen die Erkrankungen natürlich noch weitere Symptome, die zu beachten sind und zur richtigen Diagnosestellung führen.

Chronisch rezidivierendes Erbrechen bei Schulkindern
- Hirntumor
- Schwangerschaft
- Medikamentennebenwirkungen
- Drogen
- CMV-Infektion
- Soor-Ösophagitis
- Ösophagusstenose
- Achalasie
- Ösophagitis
- Gastritis
- Morbus Crohn, Colitis ulcerosa
- Laktose-/Fruktose-/Sorbitmalabsorption
- Arteria-mesenterica-Syndrom
- Sinusitis

8.3   Übergewicht (Adipositas)

8.3.1   Vorkommen und Krankheitswert

Fallbeispiel 8.5: Übergewicht
Der 8-jährige Nikolas ist stark übergewichtig. Bei der Erhebung der Familiengeschichte zeigten sich zahlreiche Beziehungsabbrüche. Nikolas wurde bereits im Alter von 8 Monaten vom Jugendamt aus der Herkunftsfamilie herausgenommen. Dort wurde er nicht ausreichend versorgt. In der Pflegefamilie lief es zunächst sehr gut. Allerdings zerstritten sich die Pflegeeltern so sehr, dass Nicolas ein paar Jahre später zum zweiten Mal seine soziale Mutter verlor. Er blieb beim Vater. Im Laufe der Zeit nahm Nicolas deutlich an Gewicht zu und entwickelte jedes Mal, wenn er alleine war, ausgeprägte Fressanfälle. Mittlerweile klaut Nicolas zusätzlich auch noch Geld, um sich selbst Süßigkeiten kaufen zu können.

Auf der Basis aktueller Referenzwerte der Arbeitsgemeinschaft Adipositas im Kindes- und Jugendalter sind derzeit 10–18 % der Kinder und Jugendlichen in Deutschland übergewichtig, haben also einen BMI über der 90. Perzentile. Eine Adipositas mit einem BMI über der 97. Perzentile liegt bei etwa 4–8 % vor.

Risikofaktoren für die Adipositas sind eine familiäre Belastung durch beispielsweise übergewichtige Eltern, ethnische Zugehörigkeit und niedriger sozialer Status. Das Körpergewicht stellt eine komplex regulierte Größe dar, an dem neben Umweltfaktoren auch die Gene beteiligt sind. Trotz der starken Umwelteinflüsse geht man davon aus, dass über 20 % der Varianz des BMI durch genetische Faktoren erklärt wird. Dabei handelt es sich vermutlich um eine polygene Vererbung. In der bislang größten Studie wurden insgesamt 97 Gene nachgewiesen, die den Body-Mass-Index (BMI) beeinflussen (Nature 2015).

Ganz auschlaggebend scheint auch die Erniedrigung des Energieverbrauchs durch **körperliche Inaktivität** zu sein. So kann man vermuten, dass im Laufe der Evolution diejenigen Vertebraten sich durchgesetzt haben, die Genvariationen aufwiesen, welche vermehrt Energie speichern konnten. Somit führt die moderne Lebensweise mit wenig Bewegung und uneingeschränktem Zugang zu Lebensmitteln sogar schon im Kindes- und Jugendalter zu dem weit verbreiteten Übergewicht.

Der Krankheitswert der Adipositas besteht in funktionellen und individuellen Einschränkungen, einer psychosozialen Beeinträchtigung und der höheren Komorbidität und den Folgekrankheiten im Vergleich zu Normalgewichtigen. Die Folgekrankheiten von Adipositas sind im Erwachsenenalter sehr gut belegt, und die frühe Manifestation im Kindesalter hat zusätzlich einen ungünstigen Einfluss.

So ist es primär Aufgabe der Kinder- und Jugendpsychiatrie und Psychotherapie, sowohl die psychosozialen Umweltfaktoren zu verbessern als auch die psychischen Konflikte zu erkennen, die zu einer vermehrten oralen Nahrungszufuhr führen. Entsprechend kann man bei Fallbeispiel 8.5 vermuten, dass bei diesem Jungen die orale Zufuhr von Nahrungsmitteln ein Ersatz für die fehlende altersadäquate Versorgung ist und bei entsprechender genetischer Grundvoraussetzung die Adipositas entstanden ist. Auch können eine Selbstwertproblematik, Langeweile, Frust oder Ängste durch eine vermehrte Nahrungsaufnahme kompensiert werden und folglich zu einer Gewichtszunahme führen.

8.3.2 Somatische Differenzialdiagnosen

Fallbeispiel 8.6: Übergewicht

Zur körperlichen Untersuchung wird mir ein 10-jähriger adipöser Junge vorgestellt. Mario wird aktuell stationär wegen einer Enuresis und Verhaltensauffälligkeiten behandelt. Die Eltern berichten, dass Mario nach der Geburt eigentlich eher trinkfaul gewesen wäre. Er habe auf der Neugeborenenstation sogar eine Magensonde bekommen, weil er nicht trinken wollte. Die Mutter lacht und sagt, dass das jetzt unvorstellbar sei. Mario würde so viel essen, es sei einfach unglaublich. Insgesamt sei die Entwicklung von Mario verzögert gewesen. Er habe erst mit 2 Jahren angefangen zu laufen. Danach habe dann allmählich die Gewichtszunahme begonnen. Mit 3 Jahren habe er eigentlich immer Hunger gehabt. Die Mutter habe sogar alle Schränke abschließen müssen, weil Mario sich das Essen sonst selbst geholt hätte.

In der Untersuchung fällt auf, dass Mario adipös, aber auch kleinwüchsig ist. Auch hat er eine sehr hohe piepsige Stimme und eine etwas auffällige Facies.

Diagnose: Prader-Willi-Syndrom

Neben dem Feststellen von zusätzlichen Risikofaktoren wie auffällige Familienanamnese, erhöhter Blutdruck, ein erhöhtes Gesamtcholesterin und Herzinfarkte in der Familie, ist auch das Erkennen ggf. ursächlicher Erkrankungen, auch wenn diese nicht häufig sind.

Einschränkungen in der psychomotorischen Entwicklung oder der kognitiven Leistungsfähigkeit können Hinweise auf eine Primärerkrankung geben. So gibt es zahlreiche **genetische Syndrome**, die mit einer Adipositas einhergehen. Das wohl bekannteste ist das Prader-Willi-Syndrom.

Weiter können **endokrinologische Erkrankungen** zu einer Adipositas führen. Hier ist besonders an Hypothyreose (▶ Kap. 4) und Morbus Cushing zu denken. Zusätzlich ist auch nicht zu vergessen, dass zahlreiche Medikamente zu einer Adipositas oder einer auffälligen Fettverteilung führen können.

Primärerkrankugen, die zu einer Adipositas führen

- Genetische Erkrankungen (z. B. Prader-Willi-Syndrom)
- Hypothyreose (▶ Kap. 4)
- Wachstumshormonmangel
- Morbus Cushing
- Medikamente
- Kraniopharyngeom

Prader-Willi-Syndrom

Das Prader-Willi-Syndrom ist ein eher seltenes genetisches Syndrom, das sich im Säuglingsalter v. a. durch eine muskuläre Hypotonie, also eine Trinkschwäche, und eine Gedeihstörung äußert. Erst ab dem 2. Lebensjahr entwickeln diese Kinder einen ganz ausgeprägten Appetit. Dieser führt zu einer deutlichen Gewichtszunahme und zu einer Adipositas. Häufig mit der Adipositas assoziiert und richtungsweisend für die Diagnose sind ein Hypogonadismus, eine Intelligenzminderung und Verhaltensstörungen. Auch kommen bei diesen Kindern häufig ein Diabetes mellitus und orthopädische Probleme vor. Bei der genetischen Erkrankung handelt es sich um eine chromosomale Mikrodeletion (del 15q12), die sich durch eine Blutanalyse nachweisen lässt. Auch kommt es bei diesen Kindern zu einer Wachstumsstörung. Durch eine Behandlung mit Wachstumshormonen lässt sich in der Regel nicht nur eine Größenverbesserung erreichen, sondern auch eine Abnahme der Adipositas und eine Verbesserung des Allgemeinbefindens.

Wachstumshormonmangel

Ein Wachstumshormonmangel bedeutet, dass das in der Hypophyse gebildete Wachstumshormon Somatotropin ungenügend ausgeschüttet wird. In der Folge kommt es bei Kindern- und Jugendlichen zu einem verzögerten Wachstum und einer vermehrten Fettansammlung, sprich einer Adipositas. In der Regel ist bei diesen Kindern aber der **proportionierte Kleinwuchs** das Leitsymptom. Die Erkrankung ist gar nicht so selten, tritt bei ca. 1:4000 Kindern auf und kann genetischen Ursprungs sein; das Krankheitsbild kann aber auch sekundär auftreten, beispielsweise bei Hirntumoren.

Wenn Somatotropin ausreichend produziert wird, aber der Rezeptor fehlt, kann sich eine ähnliche Symptomatik zeigen. Dieses seltene Syndrom wird als Laron-Syndrom bezeichnet.

Morbus Cushing

Der Morbus Cushing ist ein Tumor der Hirnanhangsdrüse (Hypophysenadenom), der ACTH produziert. ACTH ist das adrenocorticotrope Hormon, das die Nebennierenrinde stimuliert und zur Bildung von Glukokortikoiden, Mineralokorikoiden und Sexualhormonen anregt. Die vermehrte Produktion von Glukokortikoiden führt zu einem erhöhten Blutzuckerspiegel und zu einer typischen Adipositas mit **Stammfettsucht**. Dieses klinische Bild wird dann als **Cushing-Syndrom** bezeichnet. Dazu gehören u. a.:

- Stammfettsucht,
- Vollmondgesicht,
- Stiernacken,
- Kleinwuchs,
- Muskelschwäche,
- arterieller Hypertonus.

Als Symptomatik bei einem Morbus Cushing sind auch psychische Veränderung wie Angstattacken oder sogar Psychosen bekannt. Deshalb gehört der Morbus Cushing auch in die Differenzialdiagnose der Psychose.

Kraniopharyngeom

Das Kraniopharyngeom gehört zu den wenigen Hirntumoren, die als Differenzialdiagnose bei der Adipositas in Frage kommen. Auch wenn das Kraniopharyngeom mit etwa 30 Neuerkrankungen im Kindes- und Jugendalter in Deutschland nicht sehr häufig ist, sollte man es kennen. Da dieser Tumor relativ selten ist, wird die Diagnose in der Regel auch erst Jahre später gestellt.

Insgesamt ist bei diesem Tumor die Überlebensrate gut, aber durch seine anatomische Nähe zu den Sehnerven, der Hirnanhangsdrüse und dem Hypothalamus entstehen häufig gravierende Spätfolgen und Einschränkungen in der Lebensqualität. Zur Verhinderung dieser Spätfolgen sollte die Diagnosestellung so schnell wie möglich erfolgen.

Unspezifische Symptome des Kraniopharyngeoms
- Kopfschmerzen
- Sehstörungen
- Wachstumsverzögerung
- Diabetes insipidus
- Störung der Pubertätsentwicklung (Pubertas präcox oder tarda)
- Polydipsie/Polyurie
- Gewichtszunahme

Wie aus der Übersicht erkenntlich, sind Adipositas und Essstörung nur 2 Symptome des Kraniopharyngeoms. Durchschnittlich zeigen 40–50 % der Patienten eine Adipositas. Dabei werden die Störungen hypothalamischer Strukturen als wesentliche pathogenetische Faktoren diskutiert. Der Grad der Hypothalamusbeteiligung korreliert sogar mit dem BMI der betroffenen Patienten (De Vile et al. 1996).

Diagnosestellung   Bildgebendes Verfahren (CT wegen besserem Nachweis von Verkalkungen dem MRT vorzuziehen) durch einen Facharzt für Kinderheilkunde oder Neuropädiatrie.

Literatur

Andreu Martínez FJ, Martínez Mateu JM (2006) Intracranial germ cell tumor mimicking anorexia nervosa. Clin Transl Oncol 8(12):915–918

Chipkevitch E (1994) Brain tumors and anorexia nervosa syndrome. Brain Dev 16(3):175–179, discussion 180–182

De Vile CJ, Grant DB, Hayward RD et al (1996) Obesity in childhood craniopharyngioma: relation to postoperative hypothalamic damage shown by magnetic resonance imaging. J Clin Endocrinol Metab 81:2734–2737

Fichter MM (2008) Epidemiologie der Essstörungen. In: Herpertz S, de Zwaan M, Zipfel S (Hrsg) Handbuch Essstörungen und Adipositas. Springer, Heidelberg, S 38–41

Fichter MM, Quadflieg N (2004) Twelve-year course and outcome of bulimia nervosa. Psychol Med 34(8):1395–1406

Hebebrand J, Remschmidt H (1995) Anorexia nervosa viewed as an extreme weight condition: genetic implications. Hum Genet 95(1):1–11

Goh SE, Ong SB, Subramaniam M (1993) Eating disorders in Hong Kong. Br J Psychiatry 162:276–277

Kaplan AS, Katz M (1993) Medical illnesses associated with weight loss and binge eating. In: Kaplan AS, Garfinkel PE (Hrsg) Medical illness and the eating disorders. Brunner & Mazel, New York, S 17–38

Keel PK, Mitchell JE, Miller KB et al (1999) Long-term outcome of bulimia nervosa. Arch Gen Psychiatry 56(1):63–69

Lucas AR, Crowson CS, O'Fallon WM, Melton LJ 3rd (1999) The ups and downs of anorexia nervosa. Int J Eat Disord 26(4):397–405

Nature (2015) Genetic studies of body mass index yield new insights for obesity biology. Nature 518(7538):197–206

Nicholls D, Viner R (2005) Eating disorders and weight problems. Br Med J 330:950–953

Zipfel S, Löwe B, Reas DL et al (2000) Long-term prognosis in anorexia nervosa: lessons from a 21-year follow-up study. Lancet 355(9205):721–722

Störung des Sozialverhaltens

N. Charlier, Somatische Differenzialdiagnosen psychischer Symptome im Kindes- und Jugendalter,
DOI 10.1007/978-3-662-48776-1_9, © Springer-Verlag Berlin Heidelberg 2016

9.1   Psychisch-psychiatrisches Erkrankungsbild

Fallbeispiel 9.1: Dissoziales Verhalten
Ambulant vorgestellt wird mir der 15-jährige Dennis. Dennis ist ein sehr kräftiger und groß gewachsener Jugendlicher, der eher wie 20 Jahre alt aussieht. Die Vorstellung erfolgt als eine Auflage des Gerichts. Dennis hat bereits mehrere Anzeigen wegen Körperverletzung. Insgesamt lebt Dennis seit dem 9. Lebensjahr nicht mehr zu Hause. Seine Mutter sei damals nicht mehr mit ihm zurechtgekommen. Dennis habe immer gelogen, sich an keine Regeln gehalten und sei auch aggressiv gegen seine Mutter geworden. Als Dennis kleiner war, habe der Kindesvater noch zu Hause gewohnt, aber wegen häuslicher Gewalt gegen die Mutter sei dieser auch im Gefängnis gewesen. Wegen Regelverstößen musste Dennis dann im Laufe der Jahre aus mehreren vollstationären Jugendhilfeeinrichtungen entlassen werden. Zuletzt sei er im Rahmen einer Jugendhilfemaßnahme für 3 Monate auf einem Schiff gewesen. Dort habe er dann aber ein Mädchen zusammengeschlagen, sodass er auch dort entlassen wurde.
Diagnose: Störung des Sozialverhaltens und der Emotionen

Diese Störung umfasst ein Muster von dissozialen, aggressiven oder aufsässigen Verhaltensweisen entgegen der altersentsprechenden sozialen Erwartung. Eine große Rolle spielen dabei eine soziale Wahrnehmungsstörung, eine Impulskontrollstörung und Temperamentsfaktoren. Die beschriebenen Verhaltensweisen müssen länger als 6 Monate bestehen, um die Diagnose zu vergeben.

Diese Störung kommt oft gleichzeitig mit **schwierigen psychosozialen Umständen** vor und kann auch noch mit einer hyperkinetischer Störung, einer emotionaler Störung, Depressionen oder Angst kombiniert sein.

Die Leitsymptome sind das deutliche Maß an Ungehorsam, Streiten oder Tyrannisieren, ungewöhnlich häufige oder schwere Wutausbrüche, Grausamkeit gegenüber anderen Menschen oder Tieren, erhebliche Destruktivität gegen Eigentum, Zündeln, Stehlen, Lügen und Weglaufen von zu Hause.

Das Erkrankungsbild einer Störung des Sozialverhaltens wird in mehrere Schweregrade eingeteilt: Es wird eine früh auftretende Form (vor dem 10. Lebensjahr) und eine erst in der Adoleszenz auftretende Form beschrieben. Weiter wird unterschieden, ob es sich um ein Auftreten innerhalb des familiären Rahmens handelt (leichtere Form) oder ob das Kind auch in einem strukturierten und tragfähigen sozialen System wie z. B. in der Schule seine Impulse nicht kontrollieren kann (schwerere Form).

Bei der Beschränkung auf den familiären Rahmen bedeutet dies, dass die dysfunktionalen Verhaltensweisen des Kindes hauptsächlich Resultat einer Lerngeschichte sind, bei der dort und nur dort Wutausbrüche, Ungehorsam und Streit positiv und negativ verstärkt und/oder geduldet werden.

Wie häufig eine Störung des Sozialverhaltens vorkommt, ist schwer zu sagen und schwankt in Studien zwischen 2–10 %. Die Häufigkeit von Störungen mit oppositionellem Trotzverhalten schwankt sogar zwischen 0,3–22,5 % (Lahey et al. 2000). Insgesamt scheint mir, dass im klinischen Alltag in der Kinder- und Jugendpsychiatrie die Diagnose der Störung des Sozialverhaltens zu schnell vergeben wird. Bezüglich der Verteilung auf die Geschlechter sind Jungen und Mädchen bei oppositionellem Verhalten gleichauf, während bei der Störung des Sozialverhaltens die Jungen deutlich führen.

9.2   Somatische Differenzialdiagnosen

Fallbeispiel 9.2:Verwahrlosung

Ein 13-jähriger Junge wird von der Polizei bei uns in der Klinik vorgestellt. Er sei vermutlich aufgrund von Drogenkonsum desorientiert auf der Straße aufgefunden worden. Die Polizei berichtet, dass der Junge bei der Polizei bereits bekannt sei, er habe schon oft gestohlen und sich bei der Polizei gemeldet, da er zu Hause geschlagen werde. Dann wiederum habe er behauptet, dass dies nicht wahr sei, er nur von zu Hause weg wollte, weil er nicht rauchen durfte.

Bei der Aufnahme wirkt der Junge zwar altersgerecht, aber groß und verwahrlost. Er will unter keinen Umständen stationär aufgenommen werden, hasse seine Mutter und wolle eigentlich nur auf der Straße leben. Da ginge es ihm gut. Dort könne er machen und tun, was er wolle. Vor allem dürfe er dort rauchen. Ein Urintest auf Drogen war für Cannabinoide positiv.

Diagnose: Klinefelter-Syndrom

9.2.1   Empfehlungen zur Diagnostik

Bei Verdacht auf das Vorliegen einer Störung mit oppositionellem Trotzverhalten oder einer Störung des Sozialverhaltens sollte eine ausführliche kinder- und jugendpsychiatrische Diagnostik erfolgen. Trotzdem sollten neben der Erhebung der Anamnese auch somatische Befunde erfragt und ggf. erhoben werden. Bei der körperlichen Untersuchung sollte der Arzt auf Hinweise für **körperliche** oder **sexuelle Misshandlung** achten. Auch sollte auf Hinweise für **Drogenabusus** geachtet und ggf. auch ein BTM-Urin gemacht werden.

Im Rahmen der kinder- und jugendpsychiatrischen Diagnostik ist eine Intelligenztestung sinnvoll, und bei einer Intelligenzminderung müssen die Differenzialdiagnosen aus ▶ Kap. 10 mit einbezogen werden. Wenn bei der obligaten körperlichen Untersuchung kleine Anomalien oder anderweitig auffällige Befunde, wie beispielsweise ein Hochwuchs oder eine Mikrozephalie gesehen werden, müssen auch syndromale Erkrankungen als mitbeeinflussend in Erwägung gezogen werden. So könnte zusätzlich ein fetales Alkoholsyndrom (▶ Abschn. 10.2.10) oder ein Klinefelter-Syndrom vorliegen. Bei einem Suchtmittelmissbrauch sind organische Psychosyndrome mit aggressivem Verhalten eine Differenzialdiagnose.

9.2.2   Klinefelter-Syndrom

Bei dem Klinefelter-Syndrom handelt es sich um eine numerische Chromosomenaberration der Geschlechtschromosomen, die bei Jungen auftritt. Anstatt eines normalen männlichen Chromosomansatzes XY besitzen Jungen mit Klinefelter-Syndrom ein XXY. Diese Chromosomenbesonderheit entsteht durch eine zufällige »Non-Disjunction« der Gonosomen und ist erstaunlich häufig. So tritt das Klinefelter-Syndrom bei ca. 1–2 von 1000 männlichen Neugeborenen auf (Visootsak et al. 2001) und ist damit die häufigste Chromosomenveränderung beim Menschen.

Jungen mit einem Klinefelter-Syndrom zeigen häufig schon früh Schwierigkeiten in der sprachlichen und motorischen Entwicklung. Meist sind sie überdurchschnittlich groß und zeigen in der Pubertät einen Hypogonadismus mit verminderter Testosteronproduktion. An

Verhaltensschwierigkeiten zeigen sich Lernprobleme in der Schule, Konzentrationsschwierigkeiten mit hoher Ablenkbarkeit und Kontaktschwierigkeiten mit anderen Jugendlichen. Die Intelligenz ist eher im durchschnittlichen Bereich. Weitere kinder- und jugendpsychiatrische Erkrankungen scheinen gehäuft aufzutreten, so u. a. auch eine Störung des Sozialverhaltens oder aber, in Kombination mit der Konzentrationsschwäche, die hyperkinetische Störung des Sozialverhaltens.

Literatur

Lahey BB, Schwab-Stone M, Goodman SH et al (2000) Age and gender differences in oppositional behavior and conduct problems: a cross-sectional household study of middle childhood and adolescence. J Abnorm Psychol 109(3):488–503

Visootsak J, Aylstock M, Graham JM Jr (2001) Klinefelter syndrome and its variants: an update and review for the primary pediatrician. Clin Pediatr (Phila) 40(12):639–651

9

Intelligenzminderung

N. Charlier, *Somatische Differenzialdiagnosen psychischer Symptome im Kindes- und Jugendalter*,
DOI 10.1007/978-3-662-48776-1_10, © Springer-Verlag Berlin Heidelberg 2016

Fallbeispiel 10.1: Sozial nicht angepasster Jugendlicher

Aus einer vollstationären Jugendhilfeeinrichtung wird mir der 17-jährige Herbert vorgestellt. Die Einrichtung hatte große Probleme mit ihm. Herbert lüge viel, handele mit gestohlenen Handys und bringe dann das dadurch erwirtschaftete Geld nach Hause zu seiner psychisch erkrankten Mutter, die eine Angststörung hat. Herbert ist bei der Erstvorstellung schick gekleidet, höflich und begrüßt mich sehr zuvorkommend und angepasst. Im Gespräch fällt auf, das sich der junge Mann verantwortlich für seine Mutter fühlt und versucht, diese zu unterstützen. Im Verlauf wird weiter deutlich, dass er sich zwar schon über das Unrecht, Handys zu klauen, bewusst ist, ihm dies aber als die einzige Möglichkeit erscheint, seine Mutter zu unterstützen.

Im Kontakt wirkt sein Intelligenzniveau unterdurchschnittlich. In der im stationären Aufenthalt durchgeführten psychologischen Testung der kognitiven Fähigkeiten erreicht Herbert einen IQ von 67. Lediglich sprachlich liegt er im Bereich der Normintelligenz.

10.1   Psychisch-psychiatrisches Erkrankungsbild

Unter einer **Intelligenzminderung** wird eine sich in der Entwicklung manifestierende, stehengebliebene oder unvollständige Entwicklung der geistigen Fähigkeiten verstanden. Insbesondere bezeichnet man damit die Beeinträchtigungen in Kognition, Sprache und den motorischen und sozialen Fähigkeiten. Eine **Lernbehinderung** zählt nicht zur Diagnose der Intelligenzminderung. Sie ist als grenzwertige Intelligenz im Bereich von IQ 85–70 definiert.

Mit einer Intelligenzminderung ist die Anpassung an die Anforderungen des alltäglichen Lebens erschwert. Je nach Schweregrad führt die Intelligenzminderung zu Schwierigkeiten in der Selbstversorgung, im Erlernen schulischer und beruflicher Fähigkeiten und in der emotionalen und sozialen Entwicklung. Die Prävalenzrate für psychische Erkrankungen ist 3- bis 4-mal höher als in der Allgemeinbevölkerung.

Bezüglich der Intelligenzminderung teilt man in 4 Schweregrade ein (◻ Tab. 10.1): Leichte Intelligenzminderung (F70), mittelgradige Intelligenzminderung (F71), schwere Intelligenzminderung (F72) und schwerste Intelligenzminderung.

10.2   Somatische Differenzialdiagnosen

Eigentlich handelt es sich bei der Intelligenzminderung im Sinne des psychisch-psychiatrischen Krankheitsbildes und der somatischen Differenzialdiagnose nicht um ein unterschiedliches Krankheitsbild. Eine geistige Behinderung ist eben keine psychische Erkrankung. Dennoch ist die Intelligenzminderung als Störung der Intelligenz Teil der »Internationalen Klassifikation psychischer Störungen« der Weltgesundheitsorganisation ICD-10 (Dilling et al. 2013).

Mit der Diagnose einer Intelligenzminderung ergeben sich die Aufgaben einer begleitenden Behandlung, der Diagnostik und der speziellen pädagogischen Führung. Familien brauchen Unterstützung und sozial integrierende Maßnahmen. Deshalb hat die Erkrankung der Intelligenzminderung in der Kinder und Jugendpsychiatrie eine lange Geschichte.

Anstatt der Frage nach der somatischen Differenzialdiagnose stellt sich oft vielmehr die Frage nach der Ursache und/oder nach der Komorbidität. Um auf die Ursache zu kommen, spielen zusätzlich auch die »Qualität« der geistigen Behinderung und auch der Zeitpunkt der ersten Manifestation eine Rolle. Es ist heute nicht mehr zu rechtfertigen, dass eine Intelligenzminderung als alleinige Diagnose stehen bleibt, ohne dass gründliche Überlegungen und viele

Tab. 10.1	Schweregrade der Intelligenzminderung	
Intelligenz	**IQ**	**Anteil an Menschen mit geistiger Behinderung**
Grenzwertige Intelligenz	70–85	0 %(= Lernbehinderung)
Leichte Intelligenzminderung	50–69	85 %
Mittelgradige Intelligenzminderung	35–49	10 %
Schwere Intelligenzminderung	20–34	3–4 %
Schwerste Intelligenzminderung	< 20	1 %

diagnostische Schritte bezüglich der Ursache erfolgt sind. Dafür sind die Kenntnisse bezüglich der Ursachen heutzutage zu umfassend und die diagnostischen Möglichkeiten, beispielsweise in der Humangenetik, in den letzten Jahren zu gut. Über eine Diagnose ergibt sich oftmals eine Bedeutung für die Familienplanung, evtl. gibt es Fallberichte mit ähnlichen genetischen Veränderungen, die eine Vorhersage für die weitere Entwicklung unter optimalen Förderungsmöglichkeiten möglich machen.

Was die Häufigkeit angeht, so sind sowohl die milden als auch die schwereren Grade der geistigen Behinderung beim männlichen Geschlecht häufiger zu finden.

> In etwa 40–80 % lässt sich mit den zurzeit zur Verfügung stehenden diagnostischen Mittel eine Ursache für eine Intelligenzstörung finden.

Häufigste Ursachen für eine Intelligenzminderung
- Chromosomenstörungen und molekulargenetisch identifizierbare Ursachen (ca. 30 %)
- ZNS-Fehlbildungen (ca. 10 %)
- Fehlbildungssyndrome (ca. 5 %)
- Neurometabolisch-degenerative und endokrine Störungen (ca. 5 %)
- Exogene pränatale sowie peri- und postnatale Läsionen (ca. 15 %)

10.2.1 Frühsymptome

Hinweise auf eine Intelligenzminderung können bereits direkt nach der Geburt vorhanden sein, sind aber oft erst im Verlauf zu interpretieren. So kann direkt nach der Geburt ein verminderter Muskeltonus (**Floppy-Child**) Ausdruck einer Entwicklungsstörung sein.

Auch können im Laufe der Entwicklung im 1. Lebensjahr motorische Auffälligkeiten, ausbleibende oder verzögerte Entwicklungsschritte Hinweise auf eine Entwicklungsstörung und evtl. auch eine sich entwickelnde Intelligenzminderung sein. Dabei spielen besonders die bei den Eltern bekannten Entwicklungsschritte eine wichtige Rolle, da die Eltern hier ihre Kinder mit anderen des gleichen Alters vergleichen. So sind das Drehen von Rücken- in die Bauchlage und der Laufbeginn mit ca. 12 Lebensmonaten besonders zu nennen. Allerdings ist zu bedenken, dass jedes Kind sein eigenes Entwicklungstempo hat. In gewissen Grenzen sind Entwicklungsunterschiede also völlig normal. Einige sog. »Meilensteine« der kindlichen Entwicklung sind hier aufgeführt.

Meilensteine der Entwicklung
- 1. Lebensmonat: kurze Kopfkontrolle in Bauchlage
- 3. Lebensmonat: längere Kopfkontrolle in Bauchlage
- 5. Lebensmonat: Sitzen mit Unterstützung
- 9. Lebensmonat: Stehen mit Unterstützung
- 10. Lebensmonat: Sitzen ohne Unterstützung und Krabbeln
- 12. Lebensmonat: Laufen mit Hilfe
- 14. Lebensmonat: Stehen ohne Hilfe
- 18. Lebensmonat: Laufen ohne Hilfe
- 24. Lebensmonat: freihändiges Aufstehen

Der früher verwendete Begriff der psychomotorischen Retardierung zeugt von dem Zusammenhang zwischen motorischer und kognitiver Entwicklung. Allerdings ist auch eine gute kognitive Entwicklung bei ausgeprägter motorischer Entwicklungsverzögerung möglich.

Auch an der **Sprachentwicklung** wird die kognitive Entwicklung ersichtlich. So ist auch hier die Beschreibung der Eltern wichtig, um den Verlauf der Erkrankung einzuschätzen. Der normale Sprachbeginn mit den ersten Wörtern wie Mama, Papa oder z. B. Ball liegt wie das Laufen bei ca. 12 Lebensmonaten. Wenn dies ausbleibt, ist unbedingt eine **Hörminderung** auszuschließen. Ansonsten ist bei weiter ausbleibender oder stark eingeschränkter Sprachentwicklung eine kognitive Entwicklungsbeeinträchtigung in Erwägung zu ziehen.

Weitere Merkmale, die auf eine kognitive Entwicklungsverzögerung hinweisen, sind
- eingeschränkte Reaktionen auf optische oder akustische Reize,
- verminderte Interaktion mit der Umwelt,
- Beeinträchtigung der Aufmerksamkeit,
- fehlendes Interesse an Umwelt/Personen und am Spielen,
- eine Distanzminderung.

Eine relativ leicht einschätzbare Komponente der Entwicklungseinschätzung ist der **Kopfumfang**. Eine **Mikrozephalie** ist evtl. ein Hinweis für ein nicht normales Hirnwachstum und korreliert sehr eng mit einer kognitiven Entwicklungsstörung.

Mikrozephalie

Die Mikrozephalie ist definiert als ein Kopfumfang unterhalb der 3. Perzentile, bezogen auf die entsprechende Alters- und Geschlechtsgruppe. Die Messung des Kopfumfanges gehört zur jeder körperlichen Untersuchung. Bei der Frage nach einer Intelligenzminderung oder einer Entwicklungsstörung spielt sie eine wichtige Rolle, ist allerdings auch ein sehr unspezifisches Kriterium: Auch für die Mikrozephalie gibt es zahlreiche Ursachen.

Wichtigste Unterscheidung ist der Verlauf des Kopfwachstums auf den Perzentilenkurven im gelben Untersuchungsheft. Hier unterscheidet man ein Wachstum auf einer Perzentile, wie z. B. bei einer familiären Mikrozephalie, von einer mikrozephalen Entwicklung.

Bei der mikrozephalen Entwicklung sinken die Perzentilenwerte um mehr als 30–40 Punkte ab und schneiden somit die Perzentilen. Auch der zeitliche Abfall von den Perzentilenkurven ist (differenzial-)diagnostisch von Bedeutung: Wenn der Kopf bereits bei Geburt mikrozephal ist und dann noch weiter unterhalb der 3. Perzentile absinkt, kann das z. B. ein Hinweis auf eine pränatale Infektion oder auch auf eine Chromosomenanomalie sein.

Ein normaler Kopfumfang, der erst nach dem ersten Lebensjahr seine Perzentilenkurve verlässt, kann möglicherweise Hinweise auf ein Schädigungsereignis geben. So kann es zu diesem Zeitpunkt ein Trauma (z. B. Schädel-Hirn-Trauma oder Meningitis) gegeben haben, aber auch eine psychosoziale Deprivation kann zu solch einer mikrozephalen Entwicklung führen. Allerdings sind dies nur Hinweise, denn auch einige genetische Syndrome können eine solche mikrozephale Entwicklung verursachen (z. B. das Rett-Syndrom).

Chromosomenstörungen und molekulargenetisch identifizierbare Ursachen

Die genetischen Untersuchungsmethoden haben sich in den letzten Jahrzehnten rasant entwickelt. Für eine diagnostische Abklärung sollte bei bestehendem Verdacht das Kind in eine humangenetische Sprechstunde geschickt werden. Alle Ursachen für eine Intelligenzminderung hier darzustellen, ist aufgrund der großen Menge unmöglich. Im Folgenden versuche ich allerdings zu erläutern, welche Befunde Hinweise auf eine genetische Ursache der Entwicklungsstörung oder der Intelligenzminderung sein können. Weiter werden einige syndromale Erkrankungen hier näher beschrieben.

Anomalien

Während größere Fehlbildungen bereits bei der Geburt auffallen und adäquat pädiatrisch oder neuropädiatrisch behandelt werden, muss man nach Anomalien und kleinen Fehlbildungen suchen. Aber auch genau deshalb können diese kleinen Fehlbildungen bei einer bisher unklaren Entwicklungsstörung Hinweise auf eine syndromale/genetische Ursache geben. Allerdings sind natürlich auch die Ursachen für diese kleinen Anomalien sehr unterschiedlich. So können sie genetisch bedingt, aber auch durch pränatale Infektionen, Medikamente oder Alkohol entstanden sein.

Dennoch bekommt man besonders im Hinblick auf die Differenzierung zwischen einer Entwicklungsstörung aufgrund einer psychosozialen Deprivation und einer syndromalen Erkrankung oft wichtige Hinweise.

> **Die Bedeutung der Anomalien steigt mit deren Häufung. Als relevant können mehr als 2 Anomalien angesehen werden.**

Beachtung folgender Körperteile ist geboten
- Schädel und Gesicht
- Hände und Füße
- Haut und Wirbelsäule

Schädel und Gesicht

Am Schädel und im Gesicht kann man viele Anomalien entdecken, wenn man darauf achtet. Beispielsweise beim Ohr muss man auf Größe, Lage, Stellung und Ansatz achten. Besonders tief sitzende Ohren können auf eine syndromale Erkrankung hinweisen. Auch Deformitäten der Ohren können Hinweise auf syndromale Erkrankungen geben. Beispielsweise können kleine Kerben oder Furchen Hinweise auf ein Wiedemann-Beckwith-Syndrom sein.

Auch die Stellung der Augen ist zu betrachten. Der **Hypertelorismus**, also ein verbreiterter Augenabstand, ist bei etlichen Syndromen beschrieben (z. B. beim Williams-Beuren-Syndrom). Auch ein **Hypotelorismus**, also ein verminderter Augenabstand, kann eventuell einer genetischen Ursache zugeordnet werden.

In ◩ Tab. 10.2 sind einige bekannte kleine Anomalien aufgelistet.

10

◨ Tab. 10.2   Kleine Anomalien im Gesichtsbereich. (Adapt. nach Wiedemann u. Kunze 2001)

Name	Beschreibung	Syndrombeispiel
Epikanthus medialis bds.	Der Epikanthus ist eine Hautfalte am inneren Augenwinkel und bei relativ vielen genetischen Syndromen auffindbar	Down-Syndrom und viele andere!
Epikanthus inversus	Auch eine Hautfalte, aber von kaudal nach kranial	Blepharophimosis-Epikanthus-inversus-Ptosis-Syndrom
Lateral kranial ansteigende Lidachsen (früher mongoloide Lidachsen genannt)	Große ethnische Unterschiede, aber auch bei genetischen Erkrankungen	Down-Syndrom
Blepharophimose	Verringerung der Lidspalte	Fetales Alkoholsyndrom, Noonan-Syndrom
Synophrys	Zusammengewachsene Augenbrauen, große ethnische Unterschiede, häufig bei Orientalen	Cornelia-de-Lange-Syndrom
Hohe, bogenförmige Augenbrauen mit langen Lidspalten		Kabuki-Syndrom
Lateral-kaudal abfallende Lidachsen (früher antimongoloide Lidachsen genannt)	Bei 0,1 % aller Lebendgeborenen	Morbus Crouzon, Pallister-Kilian-Syndrom
Blaue Skleren	Bis zum 5. Lebensjahr gehäuft	Osteogenesis imperfecta
Iris stellata	Weißliche, sternförmige Muster in der Iris	Williams-Beuren-Syndrom
Trichomegalie	Lange Augenwimpern, häufig familiär, aber auch nicht selten assoziiert mit Intelligenzminderung	Lysosomale Speichererkrankungen
Ptosis oculi	Fehlbildung des Lidhebermuskels führt zu nur teilweise geöffneten Augen	Morbus Curschmann-Steinert
Hypertelorismus	Weiter Augenabstand, bei sehr vielen Syndromen	Aarskog-Syndrom, Greig-Zephalopolysyndaktylie-Syndrom
Hypotelorismus	Geringer Augenabstand	Trisomie 13, Holoprosenzephalie, Opitz-Trigonozephalie
Antevertierte Nares	Sog. Steckkontaktnase	Peters-plus-Syndrom, Chondrodysplasia punctata, Fryns-Syndrom, Binder-Syndrom
Evertierte Unterlippe	Nach vorne gewandte Unterlippe	Williams-Beuren-Syndrom, Coffin-Siris-Syndrom, Coffin-Lowry-Syndrom, ATR-X-Syndrom
Pterygium colli	Kurzer Halsansatz, sehr verbreitet bei genetischen Syndromen	Ullrich-Turner-Syndrom, Noonan-Syndrom, Fetales Alkoholsyndrom, Roberts-Syndrom, Goldenhar-Syndrom, Klippel-Feil-Syndrom

☐ Tab. 10.2 Fortsetzung		
Name	**Beschreibung**	**Syndrombeispiel**
Schmale Oberlippe	Häufig familiär, aber auch bei Syndromen	Cornelia-de-Lange-Syndrom, Fetales Alkoholsyndrom, Peters-plus-Syndrom, Floating-Harbor-Syndrom
Progenie	Vorstehendes Kinn, oft familiär, aber auch bei Syndromen	Angelmann-Syndrom
Retrogenie	Fliehendes Kinn, häufig familiär	Robin-Syndrom, Fraceschetti-Syndrom
Kerbenohr	0, 2% aller Neugeborenen	Wiedemann-Beckwith-Syndrom
Makroglossie	Große Zunge	Wiedemann-Beckwith-Syndrom, Down-Syndrom, Hypothyreose, Lysosomale Speichererkrankungen, Glykogenosen
Abstehende Ohren	Oft familiär	Fragiles-X-Syndrom

Hände und Füße

Auch Hände und Füße können Anomalien zeigen. So kann es zu Klumpfüßen, Spitzfüßen, Zehenanomalien, Syndaktylien, Radius-/Ulnaraplasie, Handfehlstellungen oder Fingeranomalien kommen. Die meisten Anomalien werden frühzeitig, meist schon kurz nach der Geburt, entdeckt. In ☐ Tab. 10.3 sind einige aufgeführt, nach denen man suchen muss und die oft erst im Rahmen der Suche nach Ursachen für eine Entwicklungsstörung oder Intelligenzminderung auffallen.

Haut und Wirbelsäule

Kutane Pigmentanomalien können Hinweise auf ein neurokutanes Syndrom sein. Die Haut, die sich genauso wie das zentrale Nervensystem aus dem Ektoderm entwickelt, kann hier sozusagen die zentrale Störung nach außen tragen. Hier ist die Bekannteste die Neurofibromatose Recklinghausen. Weitere Anomalien der Haut sind in ☐ Tab. 10.4. aufgeführt.

Mehrere Anomalien legen weitere diagnostische Schritte nahe. So sollte immer an eine Chromosomenanalyse, eine molekulargenetische Untersuchung in einer humangenetischen Sprechstunde gedacht werden. Eine zerebrale Bildgebung, meist im Kernspintomografen, ist oft notwendig. Weiter sollte z. B. sonografisch nach verborgenen Fehlbildungen gesucht werden. Pränatale Infektionsparameter und andere pränatale Noxen sollten abgefragt werden.

Einige häufig vorkommende genetische Ursachen für eine Intelligenzstörung werden im Weiteren exemplarisch aufgeführt:

10.2.2 Down-Syndrom

Die häufigste Ursache für eine genetische Intelligenzstörung ist die Chromosomenaberration des 21. Chromosoms und wird allgemein als Trisomie 21 bezeichnet. Neben der unterschiedlich ausgeprägten kognitiven Einschränkung können weitere Symptome beschrieben werden.

◘ Tab. 10.3 Kleine Anomalien an den Händen und Füßen. (Adapt. nach Wiedemann u. Kunze 2001)

Name	Beschreibung	Syndrombeispiel
Klinodaktylie beider Endglieder der 5. Finger	Knick im Endglied, meist sporadisch, aber auch gehäuft bei genetischen Syndromen	Down-Syndrom, Asrskog-Syndrom, Cornelia-de-Lange-Syndrom, Silver-Russel-Syndrom
Kamptodaktylie	Beugekontraktur der 5. Finger, oft mit Vielfingerigkeit und Hammerzehen	Trisomie 18, Peno-Shokeir-Phänotyp
Vierfingerfurche	Einseitig auch familiär, aber doch sehr häufig mit genetischen Erkrankungen assoziiert.	Down-Syndrom (40%)
Verkürzte Metakarpale IV	Verkürzter Ringfinger	Ullrich-Turner-Syndrom, Pseudohypoparathyreoidismus, spondyloepiphysäre Dysplasia tarda, Basalzellnävussyndrom
Arachnodaktylie	Sog. Spinnenfingrigkeit	Marfan-Syndrom, Homozystinurie, Antley-Bixler-Syndrom
Sandalenfurche	Weiter Abstand zwischen 1. und 2. Zehe, meist familiär, aber auch bei vielen Syndromen	Down-Syndrom
Hammerzehen	Auch Krallenzehen genannt, weil eine Beugekontraktur vorliegt	Trisomie 18, Freeman-Sheldon-Syndrom, Klinefelter-Syndrom

10

◘ Tab. 10.4 Kleine Anomalien an Haut und Wirbelsäule

Name	Beschreibung	Syndrombeispiel
White spots	Leichte Depigmentierung der Haut in Eschenblattform von unterschiedlicher Größe	Pathognomonisch für tuberöse Hirnsklerose
Neurofibrom	Benigne Tumore	Neurofibromatose Recklinghausen
Café-au-lait-Flecken	Bei 3–10 % aller Neugeborenen. Wenn mehr als 6, dringender Verdacht auf eine Neurofibromatose	Neurofibromatose Recklinghausen, Noonan-Syndrom, Fanconi-Anämie, McCune-Albright-Syndrom

So sind Schwerhörigkeit, Sehstörungen, motorische Störungen und eine Abschwächung des Immunsystems sehr häufig. Weiter werden Zöliakie und Funktionsstörungen der Schilddrüse beschrieben. Bei fast 50 % der Kinder kommen schwere und oft die Lebenserwartung einschränkende Erkrankungen wie Herzfehler und Leukämien vor.

Bei den Kindern verläuft die Entwicklung in den ersten Lebensjahren in der Regel mit halbem Tempo. So ist bei verzögertem Laufen, verzögertem Sprechen und verzögertem Affektausdruck auch an ein Down-Syndrom zu denken. Meist allerdings wird ein Kind mit einem Down-Syndrom aufgrund der besonderen Lidachse und der meist vorhandenen Vierfingerfurche bereits nach Geburt diagnostiziert.

Bezüglich des Sozialverhaltens und der Persönlichkeit werden bei Menschen mit einem Down-Syndrom besondere Fähigkeiten beschrieben. So sind die Betroffenen sehr an sozialem Leben interessiert und vom Gemüt her eher freundlich und fröhlich.

10.2.3 Fragiles-X-Syndrom

Das Fragile-X-Syndrom ist eine der häufigsten genetischen Ursachen für eine Intelligenzstörung. Die Häufigkeit wird auf 1:1200 geschätzt und ist somit deutlich häufiger, als sie in der Kinder- und Jugendpsychiatrischen Klinik erkannt wird. Neben kognitiven Einschränkungen zeigen Patienten mit einem Fragilen-X-Syndrom auch häufig autistische Verhaltensweisen, sodass das Fragile-X-Syndrom auch für die Differenzialdiagnose des Autismus infrage kommt und hier wahrscheinlich auch oft übersehen wird.

Neben den kognitiven Störungen gibt es auch somatische Besonderheiten. So haben die Jugendlichen häufig ein langes, schmales Gesicht und große Ohren. Weiter werden große Hoden (besonders präpubertär), überstreckbare Gelenke und ein Kopfumfang im mittleren bis oberen Bereich beschrieben.

Die Ursache für dieses Syndrom ist eine Mutation des Gens FMR 1. Wichtig ist auch, dass die Behinderung in ihrem Schweregrad stark variieren kann. So kann die Ausprägung von einer Lernbehinderung bis hin zu einer deutlichen Intelligenzminderung gehen.

Betroffen sein können beide Geschlechter. Aber meist sind Jungen deutlich mehr von der Intelligenzminderung betroffen. Man geht davon aus, dass bei den Frauen durch das XX-Chromosom und die Inaktivierung eines der X-Chromosome die Ausprägung abgeschwächt ist.

Zusätzlich zu der Intelligenzminderung kommen eine ausgeprägte Sprachstörung und häufig Aufmerksamkeitsdefizite. Des Weiteren treten bei ca. 12 % der Betroffenen autistische Symptome auf. Auch können die Betroffenen Krampfanfälle haben.

10.2.4 Rett-Syndrom

Das Rett-Syndrom zählt zu den tiefgreifenden Entwicklungsstörungen neben dem Autismus. Die Häufigkeit in Deutschland wird auf ca. 1:10.000 geschätzt.

Fast immer betrifft das Rett-Syndrom Mädchen. Die Entwicklung verläuft in den ersten 6–18 Lebensmonaten unauffällig. Im Verlauf entwickeln die Kinder eine **Mikrozephalie**, allmählich verlieren die Kinder die Fähigkeit, die Hände funktional zu gebrauchen, und entwickeln typische **manuelle Stereotypien**. Ganz typisch sind die »washing movements«. Auch imponiert der eindeutige Verlust von erlernten Fähigkeiten. Auch die Sprachentwicklung stagniert, und es entwickelt sich eine Intelligenzminderung. Zusätzlich können noch epileptische Anfälle auftreten. Auch sind autistische Symptome möglich (▶ Abschn. 11.2.6).

10.2.5 Angelmann-Syndrom

Diesem Syndrom liegt eine Mikrodeletion auf Chromosom 15 zugrunde. Es geht mit einer kognitiven Behinderung einher, hinzu kommen Hyperaktivität, Konzentrationsstörungen und eingeschränkte Sprachentwicklung. Deshalb wird auch vermutet, dass das Angelmann-Syndrom häufig fälschlicherweise als Autismus diagnostiziert wird, weshalb es auch ausführlicher in ▶ Kap. 11 besprochen wird.

10.2.6 Williams-Beuren-Syndrom

Bei dieser genetischen Erkrankung liegt die Ursache in einer Deletion auf Chromosom 7; sie ist mit 1 : 20.000 nicht sehr häufig. Meist fallen diese Kinder aufgrund der kognitiven Behinderung und einer Wachstumsverzögerung auf. Zusätzlich können Hörprobleme die Diagnose erschweren, da dies natürlich auch zu einer Entwicklungsverzögerung führen kann. Auch können diese Kinder Essprobleme und Zeichen einer Fütterstörung aufweisen und deshalb in Regulationssprechstunden auftauchen. Weiter weisen die Kinder besondere Gesichtsstigmata wie eine breite Stirn, tiefsitzende Nasen und ein kleines Kinn auf, weshalb man auch von einem »Elfengesicht« spricht.

10.2.7 Rubinstein-Taybi-Syndrom

Dieses Syndrom ist in sehr unterschiedlicher Ausprägung vorhanden und wird deshalb oft nicht oder erst im Jugendalter diagnostiziert. Als Symptom kommt es zu einer mittelgradigen Intelligenzminderung und zu einer Mikrozephalie. Außerdem werden Gesichtsauffälligkeiten mit einem breiten Augenabstand, hohen Augenbrauen und Sehstörungen beschrieben.

10.2.8 Louis-Bar-Syndrom

Dieses Syndrom wird zu den vererbten Ataxien gerechnet und autosomal-rezessiv vererbt. Das betroffene Gen liegt auf Chromosom 11 und kommt bei ca. 1 % der Bevölkerung vor, die heterozygote Träger der Mutation sind. Erst wenn zwei Eltern aufeinander treffen und das Kind einen homozygoten Gendefekt trägt, kommt es zur Ataxia teleangiectatica (Häufigkeit beträgt ca. 1 : 40.000).

Die Symptomatik beginnt im 2. bis 3. Lebensjahr und ist durch eine Gang- und Standunsicherheit gekennzeichnet. Ursache ist eine Atrophie des Kleinhirns. Weiter kommt es zu Bewegungsstörungen, Störungen der Augenbewegungen, sowie einer insgesamten Entwicklungsverzögerung. Typisch für die Erkrankung sind auch Erweiterungen der kleinen Arterien v. a. im Gesicht und auf der Bindehaut des Auges. Aufgrund einer verminderten Immunkompetenz und durch eine erhöhte Krebsrate ist die Lebenserwartung deutlich reduziert.

10.2.9 Weitere differenzialdiagnostische Überlegungen

Insgesamt ist die Liste der Erkrankungen, die für eine Intelligenzminderung in Frage kommen, sehr lang. Anhand der oben aufgeführten Beschreibungen von kleinen Anomalien oder einem Mikrozephalus bekommt man erste Hinweise auf eine somatische Erkrankung und kann weiterführende diagnostische Schritte einleiten. So spielen dabei die Humangenetik und die Neuropädiatrie natürlich eine große Rolle. ZNS-Fehlbildungen wie ein Hydrozephalus gehören in das Fachgebiet der Pädiatrie und Neuropädiatrie, sind aber in der Regel doch gleich nach Geburt oder im Verlauf relativ leicht zu diagnostizieren.

Deutlich schwerer ist es bei den neurometabolischen und neurodegenerativen Erkrankungen. Auch diese sind zahlreich, aber oft schwer zu diagnostizieren. Leitsymptome sollten bei diesen Erkrankungen v. a. andere Krankheitsmerkmale neben der Intelligenzminderung sein.

Um auf die Ursache einer Intelligenzminderung zu kommen, ist es neben dem körperlichen Untersuchungsbefund mit den oben beschriebenen Anomalien möglich, über den Manifestationszeitpunkt Hinweise auf die Grunderkrankung zu bekommen. In ◘ Tab. 10.5 sind dem Manifestationszeitpunkt erster Symptome einzelne Erkrankungen zugeordnet.

Weitere Möglichkeiten einer Orientierung innerhalb der zahlreichen syndromalen Erkrankungen, die besonders in der Kinder- und Jugendpsychiatrie wichtig sein können, sind die Qualität der Intelligenzminderung und die aufgrund der genetischen Veränderung ebenfalls oft charakteristischen Persönlichkeitsmerkmale oder weiteren psychischen Störungen. Dies ist in ◘ Tab. 10.6 dargestellt.

10.2.10 Intrauterine Schädigungen

Eine Schädigung des Fetus während der Schwangerschaft ist durch zahlreiche Noxen möglich. Eine häufige Ursache ist die Schädigung durch **Alkohol**, aber auch durch **Infektionen** ist eine intrauterine Hirnschädigung möglich.

Infektionen = STORCH

In der Pädiatrie wird STORCH als Akronym verwendet, das die Erreger verkürzt benennt, die von der Mutter in der Schwangerschaft erworben werden und dann in der Folge intrauterin zu einer Schädigung des Feten führen können. Die Übertragung erfolgt intrauterin, kann aber auch im Rahmen des Geburtsvorganges erfolgen. Für einige Erreger gibt es sogar Screening-Untersuchungen in der Schwangerschaftsvorsorge. So sind im Mutterpass Lues Antikörper, Röteln-Antikörper, Hepatitis B und Chlamydien erfasst. Weitere Untersuchungen, die aber nicht routinemäßig im Rahmen der Kassenleistungen durchgeführt werden, sind: HIV, Toxoplasmonse, CMV, Varizellen, Parvovirus B19, Listerien, B-Strepptokokken.

Abkürzungen für Erreger
- S (Syphilis)
- T (Toxoplasmose)
- O (Other, z. B. Parvovirus B19, Varizella-Zoster)
- R (Röteln)
- C (Cytomegalie)
- H (Herpes)

Diese Infektionen sind bei einer Anamnese zu erfragen und können Hinweise für die Ursache einer unklaren Fehlbildung geben. Auch können intrauterine Infektionen für eine Mikrozephalie, eine Chorioretinitis und eine Hörstörung mitverantwortlich sein. Durch bildgebende Verfahren und beispielsweise den Nachweis von Verkalkungen kann man Hinweise auf eine intrauterine Infektion und sogar den Erreger bekommen.

10

Tab. 10.5 Manifestationszeitpunkt einiger Erkrankungen, die mit Intelligenzminderung einhergehen. (Adapt. nach Eggers u. Bilke 1995)

Bei Geburt	Säuglingsalter	Kleinkindalter	Schulalter	Adoleszenz
Kongenitale Hyperammonämie (Typ II)	Phenylketonurie	Metachromatische Leukodystrophie	Wilson-Krankheit	Mukolipidose II
Gml-Gangliosidose	Ahornsirupkrankheit	Wilson-Krankheit	Hartnup-Syndrom	Niemann-Pick-Erkrankung
Orthochromatische Leukodystrophie	Pelizaeus-Merzbacher-Krankheit	Histidinämie	Unverricht-Lundborg-Syndrom	Gaucher-Krankheit
Mukolipidose	Galaktosämie	Argininbernsteinsäurekrankheit	Tay-Sachs-Syndrom	
Pyridoxinabhängige Krämpfe	Mannosidose	Adrenoleukodystrophie	Adrenoleuko-dystrophie	
Menkes-Syndrom	Fukosidose	Infantile neuroaxonale Dystrophie	Alpers-Syndrom	
Zellweger-Syndrom	Lesch-Nyhan-Syndrom	Louis-Bar-Syndrom	Niemann-Pick-Erkrankung	
Neonatale Adrenoleukodystrophie	Rett-Syndrom	Alpers-Syndrom	Zerebrotendinöse Xanthomatose	
Leigh-Syndrom	Ray-Sachs-Syndrom	Niemann-Pick-Erkrankung	Refsum-Syndrom	
Neuroaxonale Dystrophie	Sandhoff-Krankheit	Subakute sklerosierende Panenzephalitis	Fahr-Krankheit	
	Krabbe-Krankheit	Hallervorden-Spatz-Syndrom	Kearns-Sayre-Syndrom	
	Niemann-Pick-Erkrankung	Sanfilippo-Syndrom	Huntington-Chorea	
	Gaucher-Krankheit	MELAS-Syndrom	Olivopontozerebelläre Degeneration	
	Hurler-Pfaundler-Krankheit	MERRF-Syndrom	Neuronale Zeroidlipofuszinose	
	Hunter-Krankheit	Neuronale Zeroidlipofuszinose		
		Tuberöse Hirnsklerose		
		Neurofibromatose I		

◻ **Tab. 10.6** Beispiele für charakteristische psychische Störungen bei Kindern mit genetisch begründeten Syndromen mit Intelligenzminderung. (Adapt. nach Dykens 2000)

Syndrom	Charakteristika
Fragiles-X-Syndrom	Soziale Phobie, Scheu, Perseverationen, autistische Störung, Unaufmerksamkeit, Hyperaktivität, Traurigkeit, Depression
Williams-Beuren-Syndrom	Angststörung, Unaufmerksamkeit, Hyperaktivität, soziale Ungehemmtheit, empathisches und sensitives Verhalten
Prader-Willi-Syndrom	Hyperphagie, Zwangsgedanken und Zwangshandlungen, emotionale Labilität, Wutanfälle, Perseverationen, Apathie
Smith-Magenis-Syndrom	Unaufmerksamkeit, Hyperaktivität, Aggression, Selbstverletzung, Stereotypien (oft mit dem Mund), Schlafstörungen
Down-Syndrom	Sturheit, Unaufmerksamkeit, Hyperaktivität, Rückzugsverhalten, freundliches Wesen
5p-Syndrom	»Katzenschrei«, Hyperaktivität, Unaufmerksamkeit, Stereotypien, Selbstverletzung, unangemessenes Sozialverhalten

Rötelnembryopathie

Bei der Rötelnembryopathie kommt es infolge einer Infektion mit dem Rötelnvirus in der Schwangerschaft zu einer Schädigung des Feten. Über die Plazenta kann das Virus in den Kreislauf gelangen und dort zu einem Spontanabort, einer Frühgeburt oder einer klassischen Kombination aus Fehlbildungen führen. Das Vollbild dieser Fehlbildungen nennt man **Gregg-Trias**, und es beinhaltet

– einen Herzfehler,
– eine Trübung der Linse (Katarakt) und
– eine Innenohrschwerhörigkeit.

Dieses Vollbild entsteht allerdings nur bei einer Rötelninfektion in der 4. Schwangerschaftswoche. Bei späterer Infektion kommt es nicht zum Vollbild, aber es können trotzdem zahlreiche Symptome auftreten. Eine davon ist z. B. eine Mikrozephalie.

Fetales Alkoholsyndrom

Neben dem Down-Syndrom ist das fetale Alkoholsyndrom (FAS) die häufigste angeborene Ursache einer Intelligenzminderung. Es wird geschätzt, dass im Durchschnitt 1 von 300 Kindern in Deutschland mit einem FAS geboren wird! Es wird weiter beschrieben, dass die Anzahl leichter Schädigungen durch Alkohol in der Schwangerschaft, die nicht das Vollbild eine FAS zeigen, wesentlich höher ist. Die Schädigung entsteht durch den Alkoholkonsum der Mutter während der Schwangerschaft. Untersuchungen haben ergeben, dass bereits geringe Mengen Alkohol in der Schwangerschaft (bereits ein Glas Rotwein!), den Fetus schädigen können.

In der Schwangerschaft konsumierter Alkohol gelangt über die Plazentaschranke, die sonst die meisten schädlichen Stoffe abhält, in den Blutkreislauf des Kindes. So hat ein Ungeborenes also den gleichen Alkoholpegel wie die Kindesmutter. In Abhängigkeit von der Entwicklung des Feten schädigt dieser Alkohol irreversibel die körperlich-organische Entwicklung sowie die später erst ersichtlichen kognitiven und sozialen Fähigkeiten.

Primär fällt postnatal bei den Kindern ein **niedriges Geburtsgewicht** auf, viele Kinder haben eine Mikrozephalie bei dysproportioniertem Minderwuchs, 10 % haben eine Gaumenspalte, 30 % haben einen Herzfehler und leichte Anomalien. Weiter besteht eine motorische Entwicklungsverzögerung mit muskulärer Hypotonie mit eventuellem Übergang in eine Hyperaktivität.

Neben der Schädigung des zentralen Nervensystems sieht man bei dem FAS auch **leichte Anomalien**. Diese können Hinweise auf einen Alkoholkonsum in der Schwangerschaft geben, da dieser oft von den Müttern verneint wird oder aufgrund der erschwerten psychosozialen Umstände die Mütter gar nicht mehr zur Schwangerschaftsanamnese zur Verfügung stehen und die Kinder z. B. in einer Pflegefamilie leben.

Mögliche Gesichtsauffälligkeiten beim FAS
- Blepharophimose (kurze Lidspalte)
- Epikanthus (sichelförmige Hautfalte am inneren Augenwinkel)
- Kurzer flacher Nasenrücken
- Hypoplastisches Philtrum (wenig modulierte vertikale Rinne zwischen Nase und Oberlippe)
- Dünne Oberlippe mit schmalem Lippenrot
- Flaches Mittelgesicht
- Ohranomalien
- Siehe auch ◨ Tab. 10.3

Weitere leichte Anomalien beim FAS
- Anomale Handfurche
- Klinodaktylie (Abknickung eines Fingerglieds)
- Pterygium colli (Hautfalten seitlich am Hals)
- Kamptodaktylie (Beugekontraktur des Fingers)
- Supinationshemmung (Hemmung der Auswärtsdrehung der Hand)
- Endphalangen- und Nagelhypoplasien
- Steißbeingrübchen
- Trichterbrust
- Siehe auch ◨ Tab. 10.2

Drogenkonsum in der Schwangerschaft

Neben Alkohol können auch Drogen zu einer Schädigung des Feten führen. So kann Kokain beispielsweise während der Schwangerschaft zu Fehlbildungen des Gehirns oder des Herzens führen. Ein häufig multipler Substanzgebrauch kann ursächlich für eine Intelligenzminderung und eine Entwicklungsverzögerung sein. Auch wird ein Zusammenhang zwischen Drogenkonsum und motorischer Entwicklung, Sprachentwicklung, Entwicklung von ADHS/ADS und weiteren kinder- und jugendpsychiatrischen Erkrankungen beschrieben.

Medikamentenembryopathie

Zahlreiche Medikamente können in der Schwangerschaft zu Fehlbildungen und auch einer zerebralen Schädigung mit einer nachfolgenden Intelligenzminderung führen. Wie auch bei den Infektionen ist dabei der Fetus im ersten Trimenon der Schwangerschaft besonders gefährdet.

Da zu diesem Zeitpunkt oft die Schwangerschaft noch nicht bekannt ist, nehmen Frauen auch öfters versehentlich Medikamente ein, die eigentlich in der Schwangerschaft nicht indiziert wären. Das bekannteste Medikament ist immer noch **Thalidomid**, das Ende der 50er Jahre zu zahlreichen Fehlbildungen bei Kindern geführt hat. Weitere **Medikamente mit teratogener Wirkung** sind

— Zytostatika,
— Retinoide,
— Benzodiazepine,
— Antikoagulantien
— Antiepileptika.

Im Internet kann man seit 2008 unter der Seite ▶ http://www.embryotox.de alle aktuellen wissenschaftlichen Daten zu über 400 Medikamenten in der Schwangerschaft nachschlagen.

10.2.11 Perinatale Schädigung (Asphyxie)

Von einer perinatalen Asphyxie spricht man, wenn es durch eine Beeinträchtigung der plazentaren oder des neonatalen pulmonalen Gasaustausches im Blut des Neugeborenen zu einem Sauerstoffmangel und einer Hyperkapnie (zuviel Kohlenstoffdioxidgehalt im Blut) kommt. Diese Unterversorgung führt zu einem raschen Zelltod von neuronalen Zellen im Gehirn. Die perinatale Asphyxie des Feten und Neugeborenen gehört zu den häufigsten Ursachen neuronaler Schädigung. Es wird geschätzt, dass perinataler Sauerstoffmangel ungefähr bei 3/1000 Neugeborenen auftritt. Bei 20–30 % der betroffenen Neugeborenen führt dies zu neurologischen Folgeschäden wie zerebralen Paresen, Epilepsie, aber auch zu einer Intelligenzminderung.

> **Die Asphyxie ist wahrscheinlich die häufigste Ursache für eine Intelligenzminderung.**

Um eine Einschätzung einer stattgefundenen Hypoxie/Ischämie zu bekommen kann man sich im gelben Untersuchungsheft den Apgar-Score und den Nabelschnur-pH anschauen. Der Apgar-Score ist nach der Amerikanerin Virginia Apgar benannt und ist eine weltweit einheitliche Beschreibung der Beobachtung und Bewertung der Vitalfunktion von Neugeborenen. Insg. werden 5 verschiedene Kriterien beschrieben, die in ◘ Tab. 10.7 aufgeführt sind. Für jedes Kriterium kann es zwischen 0 und 2 Punkten geben. So kann ein völlig vitales Kind maximal 10 Apgar Punkte erhalten. Dabei wird jeweils in der ersten Minute, in der 5. Minute und in der 10. Minute eine erneute Einschätzung abgegeben. Ein sozusagen perfekter Apgar-Score wäre somit: Apgar 10/10/10.

◘ **Tab. 10.7** Kriterien des Apgar-Scores. (Adaptiert nach Apgar 1953)

Herzfrequenz	Kein Herzschlag	< 100/min	> 100/min
Atemanstrengung	Keine	Unregelmäßig	Regelmäßig
Reflexe	Keine	Leichte	Kräftiges Schreien
Muskeltonus	Schlaff	Leichte Beugung der Extremitäten	Aktive Bewegung der Extremitäten
Hautkolorit	Blass, blau	Stamm rosig, Extremitäten blau	Insg. rosig

Wenn man sich die gelben Untersuchungshefte anschaut, bekommt man somit Hinweise auf eine perinatale Hypoxie, die eine Erklärung für eine Intelligenzminderung sein könnte. Oft stehen allerdings nur 2 Apgar-Werte im U-Heft, z. B. 10/10. Dann ist meist, bei stabilem rosigem Kind, das Neugeborene bereits zur Mutter zurückgegeben worden. Da es allerdings einige angeborene Herzerkrankungen gibt, bei denen es erst nach einigen Minuten, nämlich nach dem Verschluss des Ductus arteriosus (Teil des fetalen Kreislaufes), zu Problemen kommen kann, kann der Verzicht auf den 10-Minuten-Apgar zu Problemen führen.

Ein weiterer Hinweis auf eine evtl. vorhandene perinatale Schädigung ist der Nabelschnur-pH-Wert. So kommt es durch einen Sauerstoffmangel zu einer Azidose, also einer Ansäuerung des Blutes. Als grobe Regel kann man bei einem pH von < 7,0 von einer Azidose ausgehen. Im Gehirn kann dies zur **hypoxisch-ischämischen Enzephalopathie (HIE)** führen. Wenn dies der Fall ist, sollte das Neugeborene neonatologisch-intensivmedizinisch behandelt werden. Dabei haben in den letzten Jahren zahlreiche Studien gezeigt, dass eine kontrollierte Hypothermie, also eine Kühlung, die Folgen der HIE vermindern kann.

Literatur

Apgar V (1953) A proposal for a new method of evaluation of the newborn infant. Curr Res Anesth Analg 32
Dilling H, Mombur W, Schmidt MH (Hrsg) (2013) Internationale Klassifikation psychischer Störungen (ICD-10), 9. überarb Aufl. Huber, Bern
Dykens E (2000) Annotation: Psychopathology in children with intellectual disability. J Child Psychol Psychiatry 41:407–417
Eggers C, Bilke O (Hrsg) (1995) Oligophrenien und Demenzprozesse im Kinder- und Jugendalter. Thieme, Stuttgart
Wiedemann HR, Kunze J, (2001) Atlas der Klinischen Syndrome. Schattauer, Stuttgart

10

Autismus

N. Charlier, *Somatische Differenzialdiagnosen psychischer Symptome im Kindes- und Jugendalter,*
DOI 10.1007/978-3-662-48776-1_11, © Springer-Verlag Berlin Heidelberg 2016

11.1   Psychisch-psychiatrisches Erkrankungsbild

Fallbeispiel 11.1: Verhaltensauffälliges Kleinkind

Die 4-jährige Bilgün wird von der Mutter zu mir zu einer körperlichen Untersuchung gebracht. Diese berichtet unter Tränen, dass die Schwangerschaft von Bilgün sehr stressig gewesen. Bereits in der Schwangerschaft sei es zur Trennung von ihrem Mann gekommen. In den letzten 3 Monaten habe sie nur geweint und kaum noch gegessen. Ansonsten sei die Schwangerschaft unauffällig verlaufen. Weiter berichtet sie, dass sie mit ihrer Tochter ausschließlich türkisch sprechen würde. Der Sprachbeginn sei dann mit 8 Lebensmonaten gewesen. Allerdings würde Bilgün eigentlich nur alles wiederholen. Besonders Sätze aus Zeichentrickfilmen würde sie wiederholen, auch wenn man den Eindruck habe, dass sie gar nicht verstehe, was sie da sage. Auch könne sie zählen und dies auch auf Englisch. Zu Anfang habe die Mutter gedacht, dass Bilgün sehr begabt sei. Aber dann im Verlauf sei ihr klar geworden, dass etwas nicht stimme. Im Verlauf habe Bilgün sich zunehmend zurückgezogen und würde jetzt fast niemanden mehr anschauen. Eine körperliche Untersuchung ist im Termin kaum möglich. Bilgün wackelt hin und her und schreit ängstlich bei jedem Versuch, sie beispielsweise abzuhören.

Diagnose: Frühkindlicher Autismus

Im ICD-10 (Dilling et al 2013) wird der Autismus zu den tiefgreifenden Entwicklungsstörungen gezählt und als eine Gruppe von Störungen beschrieben mit

- unangemessenem Einschätzen sozialer und emotionaler Signale,
- einer qualitativen Beeinträchtigung der Kommunikation,
- eingeschränktem Interesse und
- stereotypen Verhaltensmustern.

Weiter treten unspezifische Probleme wie Befürchtungen, Phobien, Schlaf- und Essstörungen, Wutausbrüche, Aggressionen und/oder Selbstverletzungen mit einer Manifestation vor dem 3. Lebensjahr auf. Dabei ist wichtig, dass diese qualitativen Abweichungen in allen Situationen ein grundlegendes Funktionsmerkmal haben, aber im Ausprägungsgrad variieren können.

11.1.1   Frühkindlicher Autismus

Der frühkindliche Autismus ist eine Form des Autismus mit den oben beschriebenen Symptomen und Eigenschaften. Er ist relativ häufig mit ca. 1 : 1000 und kommt besonders bei Jungen vor. Bei der frühkindlichen Form werden die Abkapselung von Mitmenschen und die Zuwendung zur primären Bezugsperson als besonders ausgeprägt beschrieben. Meist gibt es eine starke Sprachentwicklungsverzögerung und auch eine Intelligenzminderung. Lediglich 3 % der Kinder weisen einen IQ im Durchschnittsbereich auf.

11.1.2   High functioning-Autismus

Diese Variante ist dem frühkindlichem Autismus ähnlich, bei allerdings höherem kognitivem Funktionsniveau. Die Abgrenzung vom Asperger-Syndrom kann schwierig sein.

11.1.3 Atypischer Autismus

Der atypische Autismus unterscheidet sich vom frühkindlichen Autismus vor allem dadurch, dass nicht alle Kriterien nach ICD-10 für den frühkindlichen Autismus erfüllt werden. So kann die beeinträchtigte Entwicklung erst nach dem 3. Lebensjahr manifest werden.

11.1.4 Asperger-Syndrom

Beim Asperger-Syndrom fehlen die Sprachentwicklungsverzögerung und die Verzögerung der kognitiven Entwicklung. Weiter bleibt aber die qualitative Beeinträchtigung der gegenseitigen sozialen Interaktionen bestehen. Die eingeschränkten Interessen sind hier noch mehr ausgeprägt, und es gibt meist Sonderinteressen, stereotype Verhaltensmuster und häufig motorische Entwicklungsstörungen.

11.2 Somatische Differenzialdiagnosen und psychosoziale Ursachen

Fallbeispiel 11.2: Autistische Verhaltensweisen eines Kleinkindes
Der 3-jährige Oskar wird mit dem Verdacht auf einen Autismus tagesklinisch aufgenommen. Oskar redet nicht und geht auch nicht in den Kontakt mit anderen Kindern, so die Aufnahmediagnose. Im tagesklinischen Verlauf scheint sich dies zu bestätigen. Auch schubst und beißt Oskar andere Kinder. In der Anamnese stellt sich heraus, dass es bereits mehrere Beziehungsabbrüche gegeben hat. Mittlerweile lebt Oskar in einer Pflegefamilie. Von der Mitarbeiterin des Jugendamtes wird berichtet, dass Oskar das 1. Lebensjahr bei der leiblichen Mutter gelebt habe. Diese habe ihn aber aufgrund ihres Drogenkonsums kaum versorgen können, sodass nach mehreren Kinderschutzmeldungen Oskar aus der Familie genommen wurde.
Diagnose: Deprivationssyndrom

11.2.1 Sensorische Störungen und Intelligenzminderung

Bei Kindern mit einer eingeschränkten sozialen Kompetenz, einer Sprachentwicklungsverzögerung und einer Beeinträchtigung der Kommunikation muss eine sensorische Störung oder eine kognitive Leistungseinschränkung mit in Betracht gezogen und abgegrenzt werden. Die genaue Sinnesprüfung erfolgt beim Augenarzt und beim Päd-Audiologen oder einem HNO-Arzt, der Erfahrungen mit Kindern hat.

Während eine Sehminderung doch meistens relativ schnell auffällt, ist dies bei einer Hörminderung gar nicht so einfach, insbesondere bei einer leichten Hörminderung wie z. B. einem Paukenerguss.

Weiter muss der **Hospitalismus** vom Autismus abgegrenzt werden.

11.2.2 Paukenergüsse

Paukenergüsse sind bei Kindern sehr weit verbreitet. Hierbei handelt es sich um eine Ansammlung von Flüssigkeit im Mittelohr, die beispielsweise als Folge eines viralen Infektes oder durch eine Abflussbehinderung der Eustach'schen Röhre entsteht und dann chronisch werden kann. Wenn diese Ergüsse in die Zeit des Spracherwerbes fallen, folgt häufig eine Sprachent-wicklungsverzögerung oder sogar manchmal das fast völlige Ausbleiben einer Sprachentwick-lung. Kinder können im Gegensatz zu Jugendlichen die zusätzlichen Symptome von einem Druckgefühl im Ohr und Schmerzen schlecht angeben. Da dadurch auch die Interaktion mit den Bezugspersonen eingeschränkt sein kann, ist bei Verdacht auf einen Autismus eine Hör-minderung unbedingt auszuschließen.

Meist kann der HNO-Arzt oder Päd-Audiologe bereits otoskopisch eine Flüssigkeitsan-sammlung hinter dem Trommelfell sehen.

11.2.3 Hospitalismus

Auch eine ausgeprägte Deprivation kann eine Differenzialdiagnose einer autistischen Sympto-matik sein. Der Begriff Hospitalismus leitet sich eigentlich davon ab, dass Kinder, die sehr lange in einem Krankenhaus oder einem Heim waren, diese autistischen Verhaltensweisen zeigten. Ursächlich ist dabei der nicht ausreichende Kontakt zu den primären Bezugspersonen, und passender ist eher der Begriff des **Deprivationssyndroms**. Auch wenn dies eigentlich keine somatische Differenzialdiagnose des Autismus ist, sollte es in Erwägung gezogen werden.

11.2.4 Heller-Syndrom

Beim Heller-Syndrom oder auch der Heller'schen Demenz entwickeln sich die Kinder initial normal und verlieren dann aber innerhalb weniger Monate vorher erworbene Fähigkeiten in verschiedenen Entwicklungsbereichen. Neben den sprachlichen und kognitiven Fähigkeiten verlieren die Kinder auch die sozialen Fähigkeiten.

11.2.5 Fragiles-X-Syndrom

Wie bereits in ► Kap. 10 beschrieben, ist das Fragile-X-Syndrom eine der häufigsten geneti-schen Ursachen für eine Intelligenzstörung, bei denen die Betroffenen häufig auch autistische Verhaltensweisen zeigen.

11.2.6 Rett-Syndrom

Das Rett-Syndrom wird nach ICD-10 (Dilling et al. 2013) zu den tiefgreifenden Entwicklungs-störungen gezählt und hat somit bereits von der Klassifikation her eine Nähe zum Autismus. Die Besonderheit des Rett-Syndroms ist, dass es eine Erkrankung mit einem X-chromosomal-dominanten Erbgang ist. Meist ist durch diesen Erbgang die Erkrankung beim Jungen ausge-prägter als beim Mädchen, da es durch das zweite X-Chromosom zu einer Inaktivierung eines der beiden X-Chromosomen kommt. Auch beim Rett-Syndrom ist dies der Fall. Allerdings er-scheint dies auf Anhieb nicht so: Die Erkrankung kommt fast ausschließlich bei Mädchen vor. Der Grund hierfür ist allerdings der Gleiche: Männliche Embryonen, die das X-Chromosom erhalten, sterben bereits intrauterin ab.

Die betroffenen Mädchen entwickeln sich anfangs regelrecht. Im Laufe der Entwicklung aber entwickeln sie sich schlechter, verlieren sogar ggf. bereits erlernte Fähigkeiten, insbesondere die erlernte Sprachentwicklung und die motorischen Fähigkeiten der Hände. Zusätzlich sind auch die in ▶ Abschn. 11.1 beschriebenen Symptome einer autistischen Störung möglich. Viele Kinder habe eine kognitive Leistungseinschränkung und sie können im Verlauf auch epileptische Anfälle bekommen. Dadurch wird dann auch meist die Diagnose des Rett-Syndroms gestellt.

Relativ typisch für die Erkrankung sind die Handbewegungen. Die als »washing movements« bezeichneten Bewegungen ähneln einer Händewaschbewegung.

11.2.7 Angelmann-Syndrom

Das Angelmann-Syndrom beruht auf einer Mikrodeletion des Chromosom 15 und geht einher mit zahlreichen Symptomen, die in der Kinder- und Jugendpsychiatrie weit verbreitet sind. Aufgrund der kognitiven Leistungseinschränkung und der Sprachentwicklungsstörung kann man das Angelman-Syndrom nicht so leicht von einem frühkindlicher Autismus unterscheiden, und deshalb ist es ganz besonders als Differenzialdiagnose des Autismus zu beachten.

Die Symptomatik variiert natürlich und kann in der Ausprägung sehr unterschiedlich sein. Die beschriebenen Symptome sind
- ein häufig unbegründetes Lachen,
- eine kognitive Leistungseinschränkung,
- eine Aufmerksamkeitsstörung und Hyperaktivität,
- eine Sprachentwicklungsstörung bei gutem rezeptivem Sprachverständnis und
- epileptische Anfälle bei ca. 90 % der Betroffenen.

Weiter können körperliche Symptome wie ein Wachstumsstörung, ein kleiner Kopf und ein großer Oberkiefer mit vergleichsweise kleinen Zähnen sein.

Bei diesem Syndrom ist der mütterliche Teil des Chromosomenabschnitts nicht funktionstüchtig. Interessanterweise führt eine Störung des Abschnitts vom Vater an dieser Stelle zum Prader-Willi-Syndrom.

Die Diagnose fällt oft schwer, wird aber meist durch das Auftreten von epileptischen Anfällen und auffälligem EEG in der Neuropädiatrie gestellt.

Literatur

Dilling H, Mombur W, Schmidt MH (Hrsg) (2013) Internationale Klassifikation psychischer Störungen (ICD-10), 9. überarb Aufl. Huber, Bern

Ticstörungen

N. Charlier, *Somatische Differenzialdiagnosen psychischer Symptome im Kindes- und Jugendalter*,
DOI 10.1007/978-3-662-48776-1_12, © Springer-Verlag Berlin Heidelberg 2016

12.1   Psychisch-psychiatrisches Erkrankungsbild

Fallbeispiel 12.1: Unkontrollierte Lautäußerungen eines 10-Jährigen
Schon bevor der 10-jährige Markus zu mir in das Zimmer kommt, höre ich ihn. Ein ganz lautes »Hiiiiiiiihhh« schallt aus dem Wartezimmer durch meine Tür. Dies wiederholt sich ungefähr 2-mal in der Minute. Dann hole ich Markus in das Behandlungszimmer. Markus berichtet: »Irgendwie – Hiiiiiiiihhh – ist es in letzter Zeit schlimmer geworden. Ich kann es wirklich nicht gut aufhalten – Hiiiiiiiihhh – und es –- Hiiiiiiiihhh – stört mich wirklich auch. Besonders wenn ich aufgeregt bin, so wie jetzt hier bei Ihnen, ist es – Hiiiiiiiihhh – besonders schlimm.«
Diagnose: Tourette-Syndrom

Tics sind nichtrhythmische und weitgehend unwillkürliche Bewegungen oder auch Lautäußerungen, ohne dass ein offensichtlicher Zweck zu erkennen ist. Tics treten in der Regel plötzlich auf und laufen rasch ab. Für einen gewissen Zeitraum können Tics unterdrückt werden. Sowohl motorische als auch vokale Tics können in einfacher oder komplexer Form auftreten und unter emotionaler Erregung verstärkt werden. Tics sind in allen Schlafstadien beobachtbar, allerdings in abgeschwächter Form. In ❏ Tab. 12.1 sind Beispiele für unterschiedliche Tics aufgeführt.

Die Diagnose der Ticstörung gehört zu den Störungen mit Beginn in der Kindheit oder Jugend. Das heißt, für die Diagnose muss der Beginn vor dem 18. Lebensjahr liegen. Es werden 3 Hauptformen unterschieden:

Vorübergehende Ticstörung: Hierbei treten einzelne oder multiple motorische oder vokale Tics mehrere Male am Tag auf, und dies geht über einen Zeitraum von mindestens 4 Wochen und höchstens 12 Monaten.

Chronische motorische oder vokale Ticstörung: Diese geht deutlich länger. Nach der Definition muss der Zeitraum von mindestens 12 Monaten erfüllt sein. Es darf im laufenden Jahr keine Remissionen geben, die länger als 2 Monate andauern.

Tourette-Syndrom: Kombinierte vokale und multiple motorische Tics werden als Tourette-Syndrom bezeichnet. Während der Störung bestehen über einen längeren Zeitraum multiple motorische Tics und ein oder mehrere vokale Tics. Diese Tics treten viele Male am Tag auf und bestehen eigentlich täglich. Die Mindestdauer beträgt ein Jahr, und auch hier darf es keine Remissionen geben, die länger als 2 Monate dauern.

12.2   Somatische Differenzialdiagnosen

Fallbeispiel 12.2: Multiple Tics
Der kleine Matthias wird ambulant wegen seit einem Jahr bestehenden vokalen und motorischen Tics vorgestellt. Die Mutter beschreibt, dass Matthias zuvor an einer Angina erkrankt war, die nicht antibiotisch behandelt wurde. Aufgrund der ausgeprägten und plötzlichen Tics erfolgte die stationäre Aufnahme. Hier konnte bei Matthias ein Morbus Wilson ausgeschlossen werden. Es

◻ Tab. 12.1 Ticformen		
Motorische Tics	**Vokale Tics**	**Komplexe Tics**
Blinzeln	Räuspern	Springen
Kopfrucken	Bellen	Körperverdrehungen
Schulterzucken	Quieken	Koprolalie (Schimpfwörter)
Grimassieren	Ausstoßen von Wörtern	Echolalie (Wiederholung von Wörtern)
Stirnrunzeln	Grunzen	
Hochziehen der Augenbrauen	Schmatzen	
	Hüsteln	
	Mit der Zunge schnalzen	

fanden sich allerdings ein leicht erhöhter ASL-Titer und ein deutlich erhöhter Antistreptodornase-Titer. Unter einer 10-tägigen Penicillin-Therapie besserte sich die Symptomatik deutlich. Eine Schädel-MRT zeigte einen unauffälligen Befund.
Diagnose: Verdacht auf PANDAS

12.2.1 PANDAS

In den letzten Jahren hat die Akzeptanz und Kenntnis der Pediatric Autoimmune Neuropsychiatric Disorders Associated with Streptococcal Infektion (PANDAS) deutlich zugenommen. Beschrieben wird der Zusammenhang zwischen einer Streptokokkeninfektion und Tics (Zhang 2012). Dieser Zusammenhang scheint auf einer autoimmunologischen Antwort zu basieren und wurde klinisch und auch im Tierversuch beschrieben (Yaddanapudi et al. 2010).

Klinisch zeigen sich nach einer Infektion mit beta-hämolysierenden Streptokokken der Gruppe A plötzlich neuropsychiatrische Symptome, insbesondere Ticstörungen.

Man geht davon aus, dass die Antikörper, die bei dieser sehr häufigen Infektion des Hals- und Rachenraumes gebildet werden, mit Strukturen des Gehirns und besonders den Basalganglien, die für die Koordination von Bewegungen zuständig sind, kreuzreagieren (Murphy u. Pichichero 2002; Maini et al. 2012) und somit die Tic-Symptomatik auslösen können. Auch andere neuropsychiatrische Symptome wie z. B. die Zwangsstörung werden in Zusammenhang mit einer Streptokokkeninfektion gebracht.

Es wird vermutet, dass es unbehandelt zu chronischen Verläufen kommen kann.

Auch andere Erreger und Auslöser für die Produktion von Antikörpern, die mit den Basalganglien kreuzreagieren, werden diskutiert.

Für die Klinik werden der plötzliche Beginn einer Ticstörung und der Anstieg des Antistreptolysin-Titers als Behandlungsindikation angesehen.

12.2.2 Chorea minor/Sydenham

Die Chorea minor ist eine Manifestationsform des im Kindesalter häufig auftretenden **rheumatischen Fiebers**. Auch das rheumatische Fieber ist eine Anschlusserkrankung an eine Steptokokkenerkrankung und tritt meist im Alter zwischen 6–10 Jahren auf. Bei dieser Erkrankung kommt es zu Symptomen an unterschiedlichen Orten, u. a. eben auch zur Chorea minor.

Die verschiedenen Manifestationsorte werden in der Kinderheilkunde mit den Jones-Kriterien beschrieben (◨ Tab. 12.2).

Bei Vorliegen von 2 der in ◨ Tab. 12.2 aufgeführten Hauptsymptome oder 1 Hauptsymptom und 2 Nebenkriterien kann mit hoher Wahrscheinlichkeit die Diagnose eines rheumatischen Fiebers gestellt werden.

Die Symptome einer Chorea minor können auch schleichend beginnen oder sogar erst Monate nach einer Streptokokkeninfektion auftreten, was die Diagnosestellung manchmal erschwert. Hierbei kommt es zu Zuckungen speziell im Gesicht und der oberen Extremität. Auch kann es zu einer mimischen Beteiligung kommen und somit als Differenzialdiagnose einer Ticstörung ganz besonders wichtig sein. Meist sind die Symptome aber nach 2–6 Monaten wieder vollständig rückläufig, auch wenn es in 20 % der Fälle zu Rezidiven kommen kann.

12.2.3 Neurometabolisch-degenerative Krankheiten mit Muskelzuckungen

Viele der metabolisch-degenerativen Erkrankungen können auch mit Muskelzuckungen einhergehen und sind aufgrund der Therapierelevanz auszuschließen.

Morbus Wilson

Der Morbus Wilson ist eine Kupferspeicherkrankheit und wird autosomal-rezessiv vererbt. Im Rahmen der Depression wird der Morbus Wilson auch in ▶ Abschn. 4.2.3 beschrieben. Durch die Genmutationen ist der Kupferstoffwechsel in der Leber gestört. In der Folge kommt es zu einer verminderten Kupferausscheidung und einer vermehrten Ansammlung von Kupfer in der Leber, dem Auge und dem ZNS. Die Symptome resultieren aus der Ansammlung in den Organen. Besonders bekannt ist der **Kayser-Fleischer-Kornealring**, der somit eine Blickdiagnose möglich macht. Hier erkennt man die Kupfereinlagerungen am Rand der Iris.

◨ **Tab. 12.2** Jones-Kriterien für das rheumatische Fieber	
Hauptkriterien	**Nebenkriterien**
Karditis	Fieber
Polyarthritis	Arthralgie
Chorea minor	Vorhergegangene rheumatische Karditis
Noduli rheumatici	Erhöhte Entzündungsparameter
Erythema marginatum	EKG-Veränderungen

Die Ansammlung von Kupfer im zentralen Nervensystem kann auch die hier relevanten differenzialdiagnostisch wichtigen Muskelzuckungen verursachen. Die Erkrankung manifestiert sich meist zwischen dem 10. und 30. Lebensjahr und fällt somit in die Zeit, in der sich auch Ticstörungen in der Jugend manifestieren. Oft sind aber nicht Zuckungen, sondern ein Tremor und teilweise parkinsonähnliche Symptome erkennbar. Zusätzlich kann der Muskeltonus verändert sein, und es können Sprachstörungen, Koordinationsstörungen, Störungen der Feinmotorik und Schluckstörungen auftreten. Auch weitere psychiatrische Symptome können differenzialdiagnostisch interessant sein: Veränderungen der Persönlichkeit, emotionale Labilität, Impulsivität, Enthemmung und selbstgefährdendes Verhalten.

Damit kommt allerdings der Morbus Wilson für sehr, sehr viele Störungsbilder in der Kinder- und Jugendpsychiatrie in Frage …

Juveniler Morbus Gaucher

Der Morbus Gaucher gehört zu den lysosomalen Speichererkrankungen und wird meist autosomal-rezessiv vererbt. Aufgrund des Gendefektes ist die Aktivität eines Enzyms, der Glucocerebrosidase, vermindert und ein Bestandteil der Erythrozytenwand wird unzureichend abgebaut. Dies führt zu entzündlichen Veränderungen fast im gesamten Körper. Je nach Aktivität des Enzyms tauchen ticartige Symptome bereits im Säuglingsalter oder aber erst im Erwachsenenalter auf.

Sialidose

Typ I tritt auf mit Muskelzuckungen und Visustörungen im Alter von 8–15 Lebensjahren. Der Typ II hat dysmorphe Stigmata bei ebenfalls autosomal-rezessivem Erbgang.

Zeroidlipofuszinose

Von dieser Erkrankung gibt es zahlreiche Formen, und sie gehören zu den häufigsten hirndegenerativen Krankheiten, die im Kinder- und Jugendalter beginnen. Bei der Erkrankung wird intrazellulär Ceroidlipofuszin gespeichert, und neben motorischen Ausfällen und Muskelzuckungen kommt es auch zu degenerativen Veränderungen des Gehirns, epileptischen Anfällen, einer Retinadegeneration, und sie führt meist früh zum Tod. Die Formen werden fast alle autosomal-rezessiv vererbt.

MERRF/Myoklonus-Epilepsie mit »ragged red fibers«

Dieses Syndrom ist eine Krankheit, die zu den mitochondrialen Myopathien gehört. Typisch für diese Erkrankung sind klonische Muskelspastiken, die wie eine Ticstörung imponieren können und meist im jungen Erwachsenenalter beginnen. Weitere Symptome sind epileptische Anfälle, eine Kleinhirnataxie und mikroskopisch sichtbare Veränderungen an der Muskulatur, nämlich die **ragged red fibers**, die in der Namensgebung enthalten sind.

Das MERRF-Syndrom wird durch eine Punktmutation im maternalen mitochondrialen Genom verursacht.

Weitere neurometabolisch-degenerative Ursachen

Weitere Differenzialdiagnosen
- Metachromatische Leukodystrophie
- Infantile neuroaxonale Dystrophie
- Adrenoleukodystrophie
- PKAN/Pantothenat-assoziierte Neurodegenerationen
- Neuroakanthozytosen
- Postvirale Enzephalitis
- Chorea Huntington
- Medikamenteninduziert (Neuroleptika, Stimulanzien)

12.2.4 Epilepsie

Muskelzuckungen, die einem Tic ähnlich sein können, werden auch bei sehr vielen Epilepsien beobachtet (▶ Kap.6). Folgende Epilepsien kommen als Differenzialdiagnose bei Ticstörung besonders in Frage:
- benigne myoklonische Epilepsie des Kindesalters,
- schwere myoklonische Epilepsie des Kindesalters (Dravet-Syndrom),
- myoklonisch-astatische Epilepsie (Doose-Syndrom),
- juvenile myoklonische Epilepise (Janz-Syndrom).

Literatur

Maini B, Bathla M, Dhanjal GS et al (2012) Pediatric autoimmune neuropsychiatric disorders after streptococcus infection. Indian J Psychiatry 54(4):375–377

Murphy ML, Pichichero ME (2002) Prospective identification and treatment of children with pediatric autoimmune neuropsychiatric disorder associated with group A streptococcal infection (PANDAS). Arch Pediatr Adolesc Med 156(4):356–361

Yaddanapudi K, Hornig M, Serge R et al (2010) Passive transfer of streptococcus-induced antibodies reproduces behavioral disturbances in a mouse model of pediatric autoimmune neuropsychiatric disorders associated with streptococcal infection. Mol Psychiatry15(7):712–726

Zhang D, Patel A, Zhu Y et al (2012) Anti-streptococcus IgM antibodies induce repetitive stereotyped movements: cell activation and co-localization with Fcα/µ receptors in the striatum and motor cortex. Brain Behav Immun 26(4):521–533

Enuresis

N. Charlier, *Somatische Differenzialdiagnosen psychischer Symptome im Kindes- und Jugendalter*,
DOI 10.1007/978-3-662-48776-1_13, © Springer-Verlag Berlin Heidelberg 2016

Enuresis und Enkopresis gehören zu den häufigen im Kindesalter auftretenden funktionellen Reifungs- oder Entwicklungsstörungen. Glücklicherweise ist die spontane Remissionsrate im Rahmen der kindlichen Entwicklung sehr hoch. Da die Ursachen sehr unterschiedlich sind und die Symptomatik eine heterogene Gruppe von Störungen darstellt, muss man sich die verschiedenen Formen der Ausscheidungsstörungen genau anschauen, um sie richtig einordnen zu können.

Von einer Enuresis spricht man, wenn es zu einem unwillkürlichen Harnabgang nach dem 5. Geburtstag kommt. Im Alter von 6 Jahren nässen noch 10 % aller Kinder ein, im Alter von 10 Jahren nur noch 3 %.

13.1   Psychisch-psychiatrisches Erkrankungsbild

Fallbeispiel 13.1: Einnässen im 6. Lebensjahr
Der kleine Finn ist 6 Jahre alt und wird wegen Einnässen vorgestellt. Die Mutter berichtet, dass er eigentlich seit dem 3. Lebensjahr trocken sei, er jetzt aber nach einem Streit mit Mitschülern wieder nachts einnässe. Seitdem schlafe er auch wieder im Bett der Mutter. Außerdem haben sich Finns Eltern vor einem Jahr getrennt.
Diagnose: nichtorganische sekundäre Enuresis

Trotz der weitverbreiteten Meinung, unwillkürliches Einnässen sei eine psychiatrische Erkrankung, ist eher **willkürliches Einnässen** ein Zeichen für eine Störung. Diese wird aber nicht als Enuresis bezeichnet. Die sekundäre Enuresis nocturna ist, im Gegensatz zur primären Enuresis, durch eine höhere psychiatrische Komorbidität gekennzeichnet und somit häufiger psychosozialen Ursprungs. Eine typische sekundäre Enuresis nach Belastung ist im Fallbeispiel 13.1 beschrieben.

Nach den ICD-10 Kriterien muss die Symptomatik im Alter von 5–7 Jahren mindestens 3 Monate bestehen. Bei Kindern älter als 7 Jahre muss das Einnässen mindestens einmal pro Monat vorkommen. (Dilling et al. 2013).

> **Eine primäre Enuresis ist eine typische funktionelle Reifungsstörung und selten eine psychiatrische Erkrankung.**

Die Begrifflichkeiten der Enuresis werden im klinischen Alltag relativ »durcheinander« benutzt. Grund dafür ist, dass die klassische Einteilung in eine Enuresis diurna und nocturna und die Dauer der Trockenperiode in primär und sekundär zwar einprägsam, aber nicht ausreichend ist, und es außerdem seit 2006 eine neue internationale Klassifikation und Einteilung in verschiedene Untergruppen gibt (Nevéus et al. 2006).

Um der Uneinheitlichkeit der Begrifflichkeiten entgegen zu wirken hier nochmals die Definitionen:

- Von einer **Enuresis** spricht man, wenn eine normale, vollständige Blasenentleerung am falschen Ort auftritt.
- Von einer **primären Enuresis** spricht man, wenn bei einem Kind Einnässen ohne eine vorangegangene längere trockene Periode weiterhin vorhanden ist.
- Von einer **sekundären Enuresis** spricht man beim Wiedereinnässen nach einem trockenen Intervall von 6 Monaten.

Tab. 13.1 Die wichtigsten Leisymptome der funktionellen Harninkontinenz. (Adapt. nach Herpertz-Dahlmann et al. 2007)	
Form des Einnässens tagsüber	**Leitsymptome**
Idiopathische Dranginkontinenz	Häufiger Toilettengang > 7 × /Tag, kleine Mengen, Drangsymptomatik
Harninkontinenz bei Miktionsaufschub	Seltener Toilettengang < 5-mal/Tag mit Hinauszögern
Detrusor-Sphinkter-Dyskoordination	Pressen während des Wasserlassens, ungleichmäßiger Harnfluss
Stressinkontinenz	Einnässen beim Husten, Niesen, Anspannen
Lachinkontinenz	Einnässen beim Lachen
Lazy-Bladder-Syndrom	Blasenentleerung nur mit Pressen möglich

— Eine **Harninkontinenz** ist gekennzeichnet durch einen ungewollten Harnabgang mit einer funktionellen, strukturellen oder neurogenen Blasendystunktion.

Die meisten Kinder haben eine **funktionelle Harninkontinenz**. Darunter versteht man das zusätzliche Auftreten von Miktionsauffälligkeiten wie Drangsymptome, Aufschub vom Toilettengang oder eine Dyskoordination. Diese Form wird etwas umständlich als **nichtmonosymptomatische Enuresis** bezeichnet, da sie noch andere Symptome neben dem Einnässen zeigt. Ein Einnässen, das wiederum wirklich isoliert vorkommt und keinerlei anderweitige Symptome zeigt, wird als **monosymptomatische Enuresis** bezeichnet.

Zur genauen Begriffserklärung zeigt ■ Tab. 13.1 die wichtigsten Leitsymptome der funktionellen Harninkontinenz.

13.2 Somatische Differenzialdiagnosen

Fallbeispiel 13.2: Sekundäre Enuresis
In der Kinderklinik wird der 7-jährige Elias vorgestellt. Die Mutter berichtet, dass Elias seit ca. einem halbem Jahr wieder einnässe. Außerdem klage Elias häufig über Bauchschmerzen. Teilweise sind die Bauchschmerzen sogar so stark, dass die Mutter auch an eine Blinddarmentzündung gedacht hat. Auf der anderen Seite berichtet sie auch, dass sie sich von dem Kindesvater vor einem Jahr getrennt habe und vielleicht sowohl die Bauchschmerzen als auch das Einnässen damit zu tun haben könnten. Im stationären Verlauf wird eine Appendizitis im Ultraschall ausgeschlossen. Da ein watschelnder Gang auffällt, erfolgt ein MRT des Rückens.
Diagnose: Ganglioneurom

13.2.1 Diagnostik

Die somatische Abklärung sollte in der Regel immer einer kinder- und jugendpsychiatrischen Diagnostik vorgeschaltet sein. Dabei sollten die unten aufgeführten Erkrankungen ausgeschlossen werden. Unabdingbar sind wie immer die Anamnese, ein Miktionsprotokoll, die körperliche Untersuchung und weiterführende Diagnostik. Bei der körperlichen Untersuchung sollte besonders die Wirbelsäule inspiziert werden. So können ein Porus, Nävus oder eine Schwellung in diesem Bereich Hinweise auf eine versteckte Spina bifida sein. Auch sollte vom Kinderarzt das Genital nach Fehlbildungen oder Entzündungen abgesucht werden. Besonders diagnostisch wertvoll ist die Sonografie. Mit der Sonografie lassen sich Nephropathien bereits sehr schnell und einfach nachweisen. Weiter kann man die Blase und auch dilatierte Ureteren darstellen, und eine verdickte Blasenwand gibt Hinweise auf eine Harnabflussstörung. Natürlich sollten die Elektrolyte in einer Blutentnahme überprüft werden, und auch der Urinstix spielt zum Nachweis der Urindichte und eventueller Hinweise auf eine Infektion eine Rolle.

Um die funktionelle Harninkontinenz genauer zu differenzieren, ist oft noch eine Uroflow-Messung mit Ultraschalluntersuchung vorher und nachher sinnvoll. In einigen Fällen ist auch eine Szintigrafie zu empfehlen.

Uroflowmetrie

Bei dieser relativ einfachen Untersuchung misst man das Harnstrahlvolumen pro Zeiteinheit. Dabei muss das Kind in einen Trichter urinieren, und über einen Sensor wird erfasst, wie viel Urin pro Zeiteinheit miktioniert wird. Gleichzeitig kann ein Beckenboden-EMG geschrieben werden, um eine Detrusor-Sphinkter-Dyskoordination nachzuweisen.

Szintigrafie

Bei Verdacht auf einen Rückstau aus der Blase aufwärts zu den Nieren (vesikouretraler Reflux) sowie auf eine Abflussbehinderung unterhalb der Blase kann eine Miktionszystourethrografie (MCU) indiziert sein. Dabei wird ein Katheter durch die Harnröhre in die Harnblase gelegt und über diesen die Harnblase mit einem Röntgenkontrastmittel gefüllt. Dabei wird unter einer Röntgendurchleuchtung zunächst die kontrastmittelgefüllte Blase dargestellt. Bei der Füllung und auch beim anschließenden Wasserlassen wird geschaut, ob Urin entgegengesetzt zurück in die Harnleiter zur Niere fließt. Auch kann man hierbei Obstruktionen der Harnröhre wie Harnklappen oder Strikturen erkennen.

Insgesamt ist allerdings zu beachten, dass dies doch eine relativ invasive Untersuchung ist. So ist die Indikation v. a. zu stellen, wenn bereits im Ultraschall eine Nierenbeckenerweiterung festgestellt worden oder eine Pyelonephritis aufgetreten ist.

13

13.2.2 Mechanische Ursachen

Mögliche Uropathien bei Enuresis
- Urethralklappen
- Harnröhrenstenosen
- Harnröhrenklappen
- Phimose
- Meatusstenose
- Harnröhrenstrikturen
- Blasensteine
- Ureterozele

13.2.3 Neurogene Ursachen

Neben den mechanischen Ursachen für eine Enuresis können auch neurogene Erkrankungen eine Rolle spielen. Meist ist dies dann eine monosymptomatische, sekundäre Enuresis. In ◘ Tab. 13.2 sind die möglichen Ursachen aufgeführt.

Weiter können andere organische Erkrankungen zu einer Enuresis führen. So kann die Enuresis als ein Symptom des **Diabetes mellitus** auftreten. Zusätzlich gibt es dann aber in der Regel noch weitere Symptome. So findet man bei einem Diabetes mellitus meist auch gleichzeitig eine Polydipsie, eine Polyurie und einen Gewichtsverlust. Weiter kann auch eine **einfache Harnwegsinfektion** eine Enuresis verursachen. Dabei ist besonders wichtig zu wissen, dass es »einfache Harnwegsinfektionen« nur bei jugendlichen Mädchen gibt. Eine Harnwegsinfektion beim Jungen ist immer auffällig und bedarf weiterer Diagnostik. Sie kann ein Hinweis auf eine bisher nicht diagnostizierte Uropathie sein.

> Eine Harnwegsinfektion beim Jungen bedarf immer einer weiteren Abklärung!

13.2.4 Harnwegsinfekt

Da Harnwegsinfektionen sehr häufig sind, ist das Wissen darüber weit verbreitet. Häufig sind es Bakterien, die eine Infektion auslösen. Besonders bei jüngeren Kindern und/oder Jungen kann allerdings ein Harnwegsinfekt ein erster Hinweis auf eine noch unentdeckte **Fehlbildung** sein.

Die Erreger entstammen meist aus der körpereigenen Darmflora, gelangen zur äußeren Harnröhrenöffnung und wandern so in die Harnblase. Dort können sie zu einer Infektion führen. Wenn sie sich noch weiter ausbreiten und in Richtung Nieren steigen, kann es auch zu einer Nierenbeckenentzündung kommen. Die medikamentöse Behandlung erfolgt durch Antibiotika, bei Kindern ist in der Regel nach einem Erregernachweis im Urin ein Bakteriogramm indiziert.

◘ **Tab. 13.2**   Neurogene Erkrankungen, die zu einer Enuresis führen können

Epilepsie	Im Rahmen eines epileptischen Anfalles kann es zu einer Enuresis kommen
Diabetes insipidus centralis	Durch eine zu geringe Produktion von ADH (antidiuretisches Hormon) im Hypothalamus wird in der Niere der Harn zu wenig konzentriert, und es kommt zu einer zu hohen Harnmenge mit einer Polyurie und folglich einer Polydipsie
Spina bifida occulta	Eine nicht leicht sichtbare Neuralrohrfehlbildung aus der Embryonalentwicklung. Je nach Schweregrad kann es zu leichten bis sehr starken körperlichen Einschränkungen kommen.
Lipom im Sakralbereich, Ganglioneurom, andere Tumore im Spinalkanal	Der gutartige Tumor drückt auf das Rückenmark und kann zu einer Blasenschwäche führen
Tethered-cord-Syndrom	Fehlbildung des Rückenmarkes, bei der die Ausläufer des Rückenmarkes mit dem fibrösen Strang der Rückenmarkshülle verwachsen sind

13.2.5 Bartter-Syndrom

Dieses Syndrom ist nicht zu verwechseln mit dem wesentlich bekannterem Schwartz-Bartter Syndrom. Das Bartter-Syndrom ist eine seltene genetische Erkrankung der Nieren. Es besteht ein Defekt eines Na + /K + /2CL-Kanals im aufsteigenden Ast der Henle-Schleife der Niere, einem Ort in der Niere, die für die Harnkonzentrierung zuständig ist.

Es gibt verschiedene Formen der Erkrankung, die meisten werden autosomal-rezessiv vererbt.

Durch den Defekt kommt es zu einer Polyurie und folglich ggf. zu einer Enuresis. Da zu viel Flüssigkeit ausgeschieden wird, folgt eine Dehydratation mit weiteren zahlreichen Symptomen wie Erbrechen, Verlangen nach Kochsalz, Muskelkrämpfen, Zittern, Verwirrtheit etc.

Diagnosestellung: Meist geht das Syndrom mit einer Elektrolytverschiebung und niedrigen Natrium- und Kaliumwerten einher.

Literatur

Dilling H, Mombur W, Schmidt MH (Hrsg) (2013) Internationale Klassifikation psychischer Störungen (ICD-10), 9. überarb Aufl. Huber, Bern

Herpertz-Dahlmann B, Resch F, Schulte-Markwort M, Warnke A (2007) Entwicklungspsychiatrie: Biopsychologische Grundlagen und die Entwicklung psychischer Störungen, 2. Aufl.. Schattauer, Stuttgart

Nevéus T, von Gontard A, Hoebeke P et al (2006) The standardization of terminology of lower urinary tract function in children and adolescents: report from the Standardisation Committee of the International Children's Continence Society. J Urol 176(1):314–324

13

Enkopresis

N. Charlier, *Somatische Differenzialdiagnosen psychischer Symptome im Kindes- und Jugendalter*,
DOI 10.1007/978-3-662-48776-1_14, © Springer-Verlag Berlin Heidelberg 2016

Fallbeispiel 14.1: Einkoten im 7. Lebensjahr
Der 7-jährige Elias wird von der Kindesmutter wegen Einkoten vorgestellt. Elias würde seit ca. 6 Monaten wieder einkoten. Die ganze Problematik habe begonnen, als Elias Bruder geboren wurde. Das habe Elias sehr getroffen, und er habe sich geweigert, auf die Toilette zu gehen; er wollte immer bei allem mit dabei sein. Am Anfang sei es nur zu einem Einkoten tagsüber gekommen. Mittlerweile kote er auch nachts ein und habe »Bremsspuren in der Unterhose«.
Diagnose: Überlaufenkopresis bei Obstipation

Eine Enkopresis wird nach der ICD-10 definiert als ein »willkürliches oder unwillkürliches Absetzen von Faeces normaler oder fast normaler Konsistenz an Stellen, die im soziokulturellen Umfeld des Betroffenen nicht dafür vorgesehen sind« (Dilling et al. 2013). Dies gilt ab einem Alter von 4 Jahren unter Ausschluss von neurologischen oder strukturellen Erkrankungen. Die Häufigkeit muss über 6 Monate 1×/Monat betragen.

14.1   Psychisch-psychiatrisches Krankheitsbild

Zur »psychogenen« Symptomatik des Einkotens kann es wie in Fallbeispiel 14.1 kommen. So können verschiedene innerfamiliäre Konflikte oder Veränderungen zu einer Verweigerung der Kinder führen, auf Toilette zu gehen. Dies wiederrum führt zu der oben beschriebenen Obstipation und einer sich daraus ergebenden Überlaufenkopresis. Auch kommt es nach belastenden Lebensereignissen gehäuft zu einer sekundären Enkopresis. Insgesamt ist aber die Enkopresis weniger genau erforscht als die Enuresis. Die Rate von psychischen Auffälligkeiten ist deutlich erhöht, aber die psychiatrische Komorbidität ist sehr heterogen.

❯ Leider muss bei einer Enkopresis auch immer an sexuellen Missbrauch gedacht werden!

14.2   Somatische Differenzialdiagnosen

Als wichtige Unterscheidung gilt die Einteilung in eine **Enkopresis mit Obstipation** und eine **Enkopresis ohne Obstipation**. Dies ist insbesondere wichtig, da sich die Therapie grundlegend unterscheidet.

14.2.1   Enkopresis mit Obstipation

Bei einer Obstipation kommen meist neben der Enkopresis Symptome wie harter Stuhl, Kotballen (Skybala), Bauchschmerzen, ein reduzierter Appetit und eine schmerzhafte Defäkation hinzu. Häufig findet man einen Druckschmerz im linken Unterbauch. Bei kleinen Kindern kann dies oft gar nicht leicht erfragt werden, sodass hier eine sonografische Untersuchung des Abdomens sinnvoll ist. Auch kann es bei chronischen Verläufen sein, dass kein abdomineller Druckschmerz vorhanden ist. Hier zeigt sich dann meist eine deutliche Erweiterung des Enddarms durch Stuhlmassen mit retrovesikalen Impressionen. Eine gut funktionierende und relativ harmlose Therapie kann anschließend mit einem oralen Laxans durchgeführt werden. Meist wird ein Macrogol mit einer osmotischen Wirkung verwendet, das den Stuhltransport verbessert und somit ist der Darm auch wieder in der Lage, eine normale Defäkation durchzuführen.

Vor der Diagnose einer Enkopresis müssen organisch bedingte Formen der Stuhlinkontinenz ausgeschlossen werden. Die Differenzialdiagnose der Obstipation beinhaltet anatomische, metabolische, infektiöse, endokrine, neurogene und pharmakologische Ursachen. Auch Schmerzen bei der Defäkation, beispielsweise durch Aphten am Anus, können zu einer Obstipation und in Folge zu einer Enkopresis führen. Wichtig ist hier allerdings auch, dass Aphten am Anus auch Hinweise auf einen sexuellen Missbrauch sein können!

Allerdings ist der Übergang von einer psychogenen Ursache mit einer Stuhlretention hin zu einer Obstipation fließend. So kann sich nach einem belastenden Ereignis eine vorübergehende Verweigerung, auf die Toilette zu gehen, auch zu einem Circulus vitiosus entwickeln (Fallbeispiel 14.1). Dabei kommt es aufgrund der Stuhlansammlung zu den oben beschrieben Kotballen. Durch die Erweiterung des Darms werden Sensibilität und Peristaltik herabgesetzt, und eine normale Defäkation ist nicht mehr möglich. Bei Kindern, die seit der Geburt eine **primäre Obstipation** haben, muss an den Morbus Hirschsprung gedacht werden.

Morbus Hirschsprung

Der Morbus Hirschsprung ist eine angeborene Erkrankung des Dickdarms und zählt zu den parasympathischen Aganglionosen. Ursächlich ist ein Mangel an Ganglienzellen, der zu einer Hyperplasie der vorgeschalteten parasympathischen Nervenfasern führt und die noch intakte Ringmuskulatur des Anus dauerhaft übererregt; folglich kommt es zu einer Kotstauung im Dickdarm. Da sich dieser dadurch erweitert, spricht man auch von einem **kongenitalen Megakolon**.

Neben der Obstipation kommt es bei den Kindern natürlich auch zu Bauchschmerzen und einem tastbar großem, gefülltem Dickdarm. Hinweise auf einen Morbus Hirschsprung kann der Kinderchirurg leicht durch eine manuelle Palpation des Rektums bekommen.

Weitere Differenzialdiagnosen

Weitere Differenzialdiagnosen der Enkopresis mit Obstipation und der oft folgenden Überlaufinkontinenz können ähnlich wie der Morbus Hirschsprung kurzstreckige Hypoganglionosen, sog. **neuronale intestinale Dysplasien** sein. Auch können **Überlaufinkontinenzen** durch mechanische Behinderung im Dickdarm oder im Analkanal entstehen. Weiter können lokale Entzündungen, Analstenosen oder Analsphinkterachalasien zu einer Überlaufenkopresis führen.

Weitere Differenzialdiagnosen der Obstipation

- Hypothyreose
- Hyperkalzämie/Hypokaliämie
- Chargas-Krankheit
- Mukoviszidose
- Diabetes mellitus
- Zöliakie
- Nahrungsmittelinduzierte Enteropathie
- Ehlers-Danlos-Syndrom

- Tumormasse im Becken
- Spina bifida
- Neurofibromatose
- Medikamenteninduziert (Antidepressiva, Eisengabe, Antazida, Antihypertensiva, Opiate)
- Intoxikationen (Blei, Vitamin-D)

14.2.2 Enkopresis ohne Obstipation

Kinder mit einer Enkopresis ohne Obstipation koten eher seltener ein und haben dabei einen normal geformten Stuhlgang. Weiter ist richtungsweisend, dass diese Kinder fast nur tagsüber einkoten. Weitere Symptome sind dabei auch seltener. So haben diese Kinder kaum Schmerzen, keine Skybala und einen normalen Appetit. Auch sind die oben beschriebenen Untersuchungen wie die Abdomensonografie und die rektale Palpation unauffällig. Eine Behandlung mit Laxanzien kann sogar eine Verschlechterung bewirken. Bei diesen Kindern ist die Ursache meist psychosozial oder neurogen.

Neurogene Ursachen für eine Enkopresis ohne Obstipation
- Myelomeningozele
- Querschittslähmung
- ZNS-Tumor
- Spinale Tumore
- Narben nach vorausgegangenen OP's
- Wiederholte Sphinkterdehnung

Literatur

Dilling H, Mombur W, Schmidt MH (Hrsg) (2013) Internationale Klassifikation psychischer Störungen (ICD-10), 9. überarb Aufl. Huber, Bern

Regulationsstörungen im Säuglings- und Kleinkindalter

N. Charlier, *Somatische Differenzialdiagnosen psychischer Symptome im Kindes- und Jugendalter*,
DOI 10.1007/978-3-662-48776-1_15, © Springer-Verlag Berlin Heidelberg 2016

Unter einer Regulationsstörung versteht man eine für das Alter des Säuglings beziehungsweise Kleinkindes außergewöhnliche Schwierigkeit, sein Verhalten angemessen zu regulieren. Dabei geht es um Schreien, Schlafen, Füttern oder die Reaktion auf kurze Trennungen.

Häufig ist das kindliche Symptom assoziiert mit belasteten oder gestörten Interaktionen zwischen dem Säugling/Kleinkind und seinen primären Bezugspersonen.

15.1   Exzessives Schreien im ersten Lebenshalbjahr

Fallbeispiel 15.1: Exzessives Schreien eines Säuglings
In einer Regulationssprechstunde stellen die Eltern den 8 Monate alten Hans vor. Die Eltern berichten, dass Hans seit ungefähr 2 Monaten nur noch schreien würde und alle mit den Nerven am Ende sein. Die Eltern leben gemeinsam in der Wohnung, bei genauerem Nachfragen allerdings berichten sie, dass sie sich vor 4 Monaten getrennt hätten und jetzt nur noch wegen Hans zusammenleben würden. Bei weiterem Nachfragen berichten die Eltern, das sie seit ungefähr 2 Monaten zufüttern würden. Außerdem habe die Mutter seit einem Monat abgestillt, und sie gebe Folgemilch.

Bei dieser Symptomatik kommt es zu anfallsartigen, unstillbaren Schrei- und Unruheepisoden in den ersten 6 Lebensmonaten. Diese werden häufig auch als **Dreimonatskoliken** bezeichnet und treten ohne erkennbaren Grund auf. Meist sind die Säuglinge kaum zu beruhigen. Dieses exzessive und kaum auszuhaltende Schreien kann fast von Geburt an beginnen, meist geht es aber ab der 2. Lebenswoche los. Sowohl die Intensität als auch die Häufigkeit nehmen im Verlauf oft noch zu. Meist bessert sich die Symptomatik bis zum Erreichen des 6. Lebensmonats. Verständlicherweise ist durch die Schrei- und Unruheneigung der Schlaf auch mit beeinträchtigt. Meist kommt es zu kurzen Schlafphasen tagsüber mit ausgeprägten Einschlafproblemen und einer verminderten Gesamtschlafdauer.

Hinzu kommt, dass die Säuglinge häufig ein geblähtes Abdomen haben und durch das Schreien eine sehr rote Hautfarbe und eine Hypertonie der Muskulatur aufweisen. Deshalb auch die Bezeichnung der 3-Monatskolik, also der Verdacht, dass eine Magendarmproblematik ursächlich für das exzessive Schreien sein könnte.

15.1.1   Psychisch-psychiatrisches Krankheitsbild

Wie im Fallbeispiel 15.1 angedeutet, spielen häufig die familiäre Situation und die Interaktion zwischen den Eltern eine große Rolle für den Säugling und auch für die Symptomatik des exzessiven Schreiens.

Zunehmend wird dies auch durch die wachsende Zahl von Regulationssprechstunden in der Kinder- und Jugendpsychiatrie und Psychotherapie und der Eltern-Säuglings-Kleinkind-Psychotherapie erkannt und behandelt. Der Zusammenhang zwischen dem Kontakt der primären Bezugsperson, dem Bindungsverhalten und eventuellen Regulationsstörungen ist allerdings schon lange bekannt und so auch schon von René Spitz (1996, [1]1965) beschrieben worden. Er charakterisierte damals erstmalig die Wechselbeziehung zwischen Mutter und Kind als »Dialog«, der ein sequenziell ablaufender Zyklus von Aktion, Reaktion und wiederum Aktion innerhalb der Mutter-Kind-Beziehung ist. In dieser Wechselbeziehung können sich zahlreiche Störfaktoren einschleichen und zu einer Symptomatik wie dem exzessiven Schreien beim Säugling führen. Dabei können Konflikte der Kindeseltern eine große Rolle spielen, so wie sie in dem Fallbeispiel sicherlich vorhanden sind. Auch spielen psychische Erkrankungen der Kindeseltern eine große Rolle. Des Weiteren können auch unbewusste Konflikte auf das Kind übertragen werden und bei diesem zu Symptomen führen. Die Vielfalt der Konflikte und Ursachen dafür sind zahlreich bis unbegrenzt und immer individuell zu erarbeiten.

15.1.2 Somatische Differenzialdiagnosen

Wie der Begriff der **Dreimonatskolik** bereits nahelegt, ging man lange davon aus, dass diese Säuglinge Verdauungsprobleme haben. Man vermutete gastrointestinale Ursachen oder auch einen Reflux. Erst in den letzten Jahren wurde zunehmend die Interaktion zwischen der Mutter und dem Kind vermehrt beachtet und die gestörten Interaktionen auch für die Schreisymptomatik verantwortlich gemacht. Die Rolle des Vaters wurde dabei meist wenig beachtet, spielt aber sicherlich als primäre Bezugsperson eine ähnlich große Rolle wie die Mutter.

Neben einer Interaktionsproblematik kann es bei den Säuglingen eine körperliche Symptomatik geben, die mit zu der Regulationsstörung führen kann. Da sich dieses Buch besonders mit der somatischen Differenzialdiagnose beschäftigt, ist hier natürlich der Augenmerk auf die mögliche somatische Erkrankung gerichtet. Trotzdem sei hier noch einmal erwähnt, dass die familiäre Situation und die Interaktion zwischen den Eltern und dem Säugling absolut essenziell sind. Weiterhin besteht die Schwierigkeit, dass eine Diagnostik in diesem Alter nicht einfach durchzuführen ist. Auch eine Umstellung der Ernährung ist nicht wirklich leicht, da die Muttermilch im ersten Lebensjahr insbesondere aufgrund der immunologischen Schutzfunktion eigentlich die beste Ernährung für das Kind darstellt. Das Fallbeispiel 15.1 stellt eine typische Anamnese dar, bei der der Konflikt der Eltern eine Rolle spielt. Allerdings ist auch hier möglich, dass mit dem Abstillen und dem Zufüttern das Schreien begonnen hat und somit ursächlich eine Nahrungsmittelunverträglichkeit vorliegt.

Nicht immunologisch bedingte Nahrungsunverträglichkeit

Laktoseintoleranz
Die Laktoseunverträglichkeit ist bereits in ▸ Kap. 7 beschrieben worden. Verschiedene Formen einer Laktoseunverträglichkeit können auch im Säuglingsalter eine Rolle spielen und sind sehr schwer zu diagnostizieren.

Muttermilch ist die ideale Ernährung für den Säugling, da der Energiegehalt besonders auf das Alter des Säuglings abgestimmt ist und sich mit dem Alter des Kindes verändert. Muttermilch enthält weniger Eiweiß, dafür aber mehr Kohlenhydrate, also auch Laktose. Zusätzlich hat die Muttermilch eine schützende Wirkung, den **Nestschutz**, da Antikörper der Mutter über die Muttermilch weitergegeben werden und den Säugling vor Infektionen schützen.

Primärer, natürlicher Laktasemangel
Bei einem **primären Laktasemangel** wird bei Säuglingen das Verdauungsenzym nicht in ausreichender Menge produziert und führt zu den typischen oben beschriebenen Symptomen. Als natürlicher Laktasemangel wird eigentlich eine verminderte Laktasemenge nach einer Muttermilchentwöhnung beschrieben. Diese Verminderung der Laktasemengen ist weltweit unterschiedlich. So vertragen große Teile der südeuropäischen Bevölkerung im Erwachsenenalter keine Milchprodukte mehr, während in nördlichen Bereichen Europas viele Menschen bis ins

hohe Alter keine Probleme mit Milchprodukten haben. Wie in ▶ Kap. 7 beschrieben, haben bis zu 75 % der Menschen im Erwachsenenalter eine Laktoseunverträglichkeit.

Inwieweit in den ersten 6 Lebensmonaten ein primärer Laktasemangel für eine Bauchschmerzsymptomatik mit exzessivem Schreien verantwortlich ist, lässt sich sehr schwer sagen. Sicher gibt es eine Laktoseintoleranz bei Frühgeborenen. Das Enzym Laktase wird erst in den letzten Wochen der Schwangerschaft gebildet und Babys, die vor der 34. Schwangerschaftswoche auf die Welt kommen, leiden deswegen häufig unter einer vorübergehenden Laktoseintoleranz.

Angeborene Laktoseintoleranz

Der **angeborene Laktasemangel** ist eine genetische Erkrankung. Die Bildung des Enzyms Laktase ist stark eingeschränkt, oder es wird sogar überhaupt kein Enzym gebildet. Die Vererbung erfolgt autosomal-rezessiv. Insgesamt ist die Erkrankung zwar selten, tritt dann natürlich aber bereits nach der Geburt auf und zeigt sich durch die typischen Symptome, die zu einer Regulationsstörung führen können: Blähungen, Bauchschmerzen, Durchfall, Unwohlsein und folglich viel Schreien.

Diagnosestellung: Der sicherste Test zur Diagnose eines Laktasemangels ist der Wasserstoff-Atemtest. Und genau dadurch ergibt sich bei Regulationsstörungen natürlich schon das große Problem: Kein Säugling ist in der Lage, einen Wasserstoff-Atemtest durchzuführen: Hierbei muss man nach Konsum von Laktose gezielt ausatmen, damit die Atemluft analysiert werden kann.

Zöliakie

Die Zöliakie ist in ▶ Kap. 7 beschrieben und kann natürlich im Kindesalter und beim ersten Kontakt mit Gluten Symptome verursachen. So ist immer bei einer vermuteten Schmerzsymptomatik und einer Regulationsstörung auch an eine Zöliakie zu denken und diese ggf. auszuschließen. In der Regel wird zwischen dem 4. und 6. Lebensmonat zugefüttert. Zu diesem Zeitpunkt erhält der Säugling meist Breie, in denen auch Gluten und Weizen enthalten sind. Im Gegensatz zu der Laktose- und Fruktoseintoleranz ist die Diagnosestellung über eine Blutentnahme deutlich einfacher. Zusätzlich ist die Diagnosestellung auch essenziell, da es bei einer nichtdiagnostizierten Zöliakie nicht nur zu Bauchschmerzen, sondern auch zu einer Gedeihstörung kommen kann.

Fruktoseintoleranz

Auch die bereits in ▶ Abschn. 7.2.4 beschriebene Fruktoseunverträglichkeit kann wie die Zöliakie nach Zufütterung eine Rolle spielen. Beispiel: Früchte und Getreide Brei.

Immunologisch bedingte Nahrungsunverträglichkeit

Allergische Proktokolitis des Säuglings

Die allergische Proktokolitis des Säuglings fällt ziemlich genau in die Zeit der Regulationsstörungen, in der Regel zwischen der 6. und 12. Lebenswoche. Auffällig sind dabei allerdings die blutig-schleimigen Durchfälle bei gutem Gedeihen und insgesamt eher unauffälligem Allgemeinzustand. Man kann serologisch eine Erhöhung der IgE-Antikörper nachweisen. Allergene sind Kuhmilch, Soja und Hühnereiweiß in der Nahrung der Mutter, die über die Muttermilch an das Kind weitergegeben werden. Auch aus der Formulanahrung, z. B. der Folgemilch, kann sich eine Proktokolitis entwickeln.

Kuhmilchproteinintoleranz

Bei der Kuhmilchproteinintoleranz liegt eine Störung der zellulären Immunität der Dünndarmmukosa vor. Dies tritt allerdings nur bei nichtgestillten Kindern auf, also wie z. B. bei Hans in unserem Fallbeispiel 15.1. Die Symptome sind ähnlich wie bei der Proktokolitis, aber es kommt auch bei 60% der Kinder zu Erbrechen und folglich zu einem Malabsorptionssyndrom mit einer Gedeihsstörung. Die Therapie ist hier die kuh- und/oder sojamilchfreie Ernährung.

Gastroenteritis

Magen-Darm-Entzündungen sind der häufigste Grund für Durchfall, Bauchschmerzen und Übelkeit bei Kindern. Auch im Säuglingsalter können sie Symptome im Sinne einer Regulationsstörung verursachen. So haben Kinder mit Magen-Darm-Entzündungen sicherlich Bauchschmerzen und können deshalb auch viel schreien und unruhig sein. Ursächlich sind meist Bakterien oder Viren, die Schleimhäute des Verdauungssystems direkt oder indirekt schädigen.

Die häufigsten Viren einer Gastroenteritis
- Rotaviren
- Adenoviren
- Noroviren

Die häufigsten Bakterien einer Gastroenteritis
- Salmonellen
- Campylobakter
- Shigellen
- Yersinien
- Clostridium difficile
- Escherichia coli
- Vibrio cholerae

Die Diagnose kann allerdings meist leicht gestellt werden, und somit ist die Abgrenzung zur Regulationsstörung nicht so schwer: Meist ist der Verlauf wesentlich kürzer, in der Regel einige Tage bis maximal ein paar Wochen. Auch kommen oft weitere Symptome wie Durchfall und Fieber hinzu. Allerdings ist es bei dem ohnehin schon sehr breiigen Stuhl der Säuglinge manchmal gar nicht so einfach zu unterscheiden, ob ein Säugling Durchfall hat oder nicht. Auch Fieber muss nicht immer vorhanden sein.

Hinzu kommt, dass es durchaus sein kann, dass ein Säugling eine Gastroenteritis hatte und es in der Folge der Entzündung des Verdauungssystems zu einer **sekundären Laktoseintoleranz** durch eine Schädigung der laktaseproduzierenden Zellen im Dünndarm kommt und so eine sekundäre Laktoseintoleranz zu Beschwerden auch **nach** der akuten Gastroenteritis führen kann.

Invagination

Die Invagination ist ein Notfall in der Kinderheilkunde. Meist tritt sie allerdings erst nach dem Zeitraum der Regulationsstörungen auf. Der Häufigkeitsgipfel liegt zwischen dem 6. Lebensmonat und dem 2. Lebensjahr. Bei dieser Erkrankung stülpt sich ein Teil des Darms in einen anderen (meist Dünndarm in Dickdarm = ileocolicale Invagination). Durch diese Einstülpung kommt es zu einer Störung in der Blutversorgung der Darmwand, infolge von Blutstauung zu massiven Schmerzen und einer Darmnekrose und folglich zur Ausbildung der Symptomatik eines Darmverschlusses.

Häufiger sind Jungen betroffen (3 : 1). Die Symptomatik lässt sich erkennen, da sie aus völliger Gesundheit heraus auftritt und es dann zu massiven Bauchschmerzen mit Erbrechen, Blässe und Schreien kommt. Meist ziehen die Kinder auch die Beine an. Die Diagnose kann relativ leicht durch eine Ultraschalluntersuchung gestellt werden. Im Ultraschall stellen sich die eingestülpten Darmanteile als eine zwiebelschalenartige Struktur dar. Die Invagination ist ein Notfall, da relativ schnell gehandelt werden muss und die Prognose bei schnellem Handeln harmlos ist, aber dramatische Folgen entstehen, wenn nicht gehandelt wird. Durch hydrostatischen Druck über einen Einlauf in den Darm kann bei Kindern der Darm wieder »entstülpt« werden. Eine Operation ist somit nicht notwendig. Erst wenn zu viel Zeit verstrichen ist und eine Darmnekrose eingesetzt hat, muss der untergegangene Darmabschnitt operativ entfernt werden.

Inkarzerierte Leistenhernie

Bei Säuglingen und besonders bei Frühgeborenen kommt es vor, dass sich durch eine Bruchpforte ein Teil des Peritoneums und evtl. auch des Darms nach außen drückt. Beim Säugling sind dies im Gegensatz zum Erwachsenen in der Regel angeborene Hernien. Meist lassen sich diese Hernien durch leichten Druck wieder zurückschieben. Dies ist völlig harmlos und auch schmerzlos. Bei einer irreponiblen Hernie kann es allerding dazu kommen, dass der Inhalt der Hernie anschwillt und eingeklemmt wird. Durch die folgliche Durchblutungsstörung kommt es zu massiven Schmerzen und exzessivem Schreien. Die Diagnose ist in der Regel leicht zu stellen und ein kinderchirurgischer Notfall.

Claviculafraktur (Schlüsselbeinfraktur)

Die häufigste Form der Claviculafraktur ist die des Neugeborenen. Perinatal bricht im Geburtskanal die Clavicula durch den Druck. Bei einer gründlichen pädiatrischen Untersuchung nach der Geburt sollte man deshalb auch die Claviculae abtasten und leicht drauf drücken, da es bei einer Fraktur dabei zu einem Knacken und einer Krepitation kommt. Meist ist die Fraktur völlig unkompliziert, bedarf keiner Therapie und ist nach 3–4 Wochen sicher verheilt. Bei einer dislozierten Fraktur sollte hingegen der Kinderchirurg hinzugezogen werden.

Dislozierte, aber auch unkomplizierte Claviculafrakturen können aber auch Schmerzen verursachen, die der Säugling durch Schreien äußert. Oft merkt man auch, dass der Säugling den Kopf nur zu einer Seite dreht, da die andere Seite wehtut.

Hypoxisch-ischämische Enzephalopathie

Wie bereits in ▶ Abschn. 10.2.11 beschrieben, gehört die perinatale Hypoxie/Ischämie des Neugeborenen zu den häufigsten Ursachen neuronaler Schädigung. Bei dieser neuronalen Schädigung schreien die betroffenen Kinder oft deutlich mehr, und auch die Qualität des Schreiens ist verändert.

Eine andere Ursache für eine Enzephalopathie, die zu exzessiven Schreien führen kann, ist ein Vitamin-B_{12}-Mangel einer stillenden Mutter. Vitamin B_{12} spielt eine zentrale Rolle bei der Entwicklung des Gehirns und wird bereits im Mutterleib benötigt. Die Versorgung des Säuglings ist hierbei von der Mutter abhängig. Bei einem ausgeprägten Vitamin-B_{12}-Mangel der Mutter, beispielsweise durch vegane Ernährung, kann es zu einer Enzephalopathie kommen. Vegane Mütter müssen allerdings keineswegs auf ihre vegane Ernährung verzichten. Vitamin B_{12} lässt sich durch entsprechende Präparate ohne Probleme substituieren.

Gastroösophageale Refluxkrankheit

Bei manchen Kindern kann Schreien auch Ausdruck eines gastroösophagealen Refluxes sein. Gerade im Säuglingsalter ist die Symptomatik sehr unspezifisch und lässt sich nur sehr schwer von anderen Ursachen unterscheiden. Auch gibt es im Säuglingsalter einen sonografisch nachweisbaren physiologischen Reflux, sodass es oft schwer einzuschätzen ist, ob es sich um einen pathologischen Reflux handelt.

Bei exzessivem Schreien, besonders in Verbindung mit häufigem Spucken, kann es allerdings sein, dass die Beschwerden durch den Reflux verursacht sind.

Volvolus

Unter einem Volvolus versteht man die Drehung eines Darmabschnittes. Durch die Drehung wird die Blutversorgung unterbrochen und es kommt zu massiven Schmerzen. Bei anhaltender Unterversorgung kommt es zum Absterben und zur Nekrose des Darmabschnittes. Der Verdacht auf ein Volvolus ist ein kinderchirurgischer Notfall.

Am häufigsten kommt ein Volvolus bei Neugeborenen im ersten Lebensmonat vor. Die Neugeborenen fallen durch einen geblähten Bauch, Erbrechen und Schockzeichen auf. Wie bereits in ▶ Abschn. 7.2 beschrieben, ist der Volvolus meist ein akuter Bauchschmerz mit Abwehrspannung. Die Diagnose wird in der Regel anhand der Klinik und mit einer Röntgenaufnahme des Abdomens gestellt. Die Behandlung ist die schnelle operative Wiederherstellung des Darmabschnittes durch die Kinderchirurgie.

Cri-du-chat-Syndrom

Das Katzenschrei-Syndrom ist eine genetische Erkrankung des Chromosom 5p. Die Häufigkeit beträgt ca. 1/50.000 und es sind mehr Mädchen als Jungen von der strukturellen Chromosomenaberration betroffen. Der Name des Syndroms weist auf das Symptom des hohen und schrillen Schreiens hin. Zahlreiche weitere Auffälligkeiten verweisen auf die genetische Ursache des Schreiens wie eine Muskelhypotonie, eine Mikrozephalie, eine runde Gesichtsform, tiefsitzende Ohren, ein schmales Kinn, eine verbreiterte Nasenwurzel, ein Hypertelorismus und andere kleine Fehlbildungen, wie sie bereits in ▶ Kap. 10 beschrieben sind.

15.2 Schlafstörung

Fallbeispiel 15.2: Kind mit Durchschlafstörung

In der Regulationssprechstunde stellt sich eine Mutter mit ihrem 8 Monate alten Säugling vor. Sie berichtet, dass Maria ein ICSI-Kind sei. Wegen ihres Mannes habe sie die künstliche Befruchtung gemacht, sie selbst sei »völlig gesund«. Insgesamt habe es 2 Jahre gedauert, bis sie schwanger gewesen sei. Und dann sei Maria auch noch eine Frühgeburt gewesen. Sie sei in der 28. Schwangerschaftswoche auf die Welt gekommen und musste 4 Wochen im Brutkasten liegen. Danach sei eigentlich alles gut gegangen, aber Maria wache in der Nacht alle 30 min auf und schreie ganz fürchterlich. Die Mutter würde dann fast eine Stunde brauchen, um sie zu beruhigen. Zum Ersttermin bringt die Mutter einen Schlafplan mit. Es gebe eine »App«, mit der sie alle Zeiten dokumentiert und dann ausgedruckt habe. Auf dem seit einem Monat akribisch geführten Protokoll ist bis auf die Minute genau aufgeführt, wann Maria einschläft, sich bewegt, Nahrung bekommt, schläft und wieder aufwacht.

Wiederholtes, kurzes nächtliches Aufwachen ist im Säuglingsalter ganz normal und gehört nun mal zu den Strapazen von jungen Eltern dazu. Allerdings erwerben Säuglinge unter entsprechender elterlicher Unterstützung bereits innerhalb der ersten Lebensmonate die Fähigkeit wieder einzuschlafen. Von Schlafstörungen spricht man erst, wenn diese Probleme über den 6. Lebensmonat hinaus bestehen bleiben.

Um von der subjektiven elterlichen Wahrnehmung hin zu objektiven Kriterien zu kommen, versucht man die Schlafstörungen wie folgt einzuteilen:

Einschlafstörung (> 6.Lebensmonat)
- Einschlafen nur mit Einschlafhilfe der Eltern und
- Einschlafdauer im Durchschnitt > 30 min

Durchschlafstörung (> 6.Lebensmonat)
- Durchschnittlich mehr als 3-maliges nächtliches Aufwachen in mindestens 4 Nächten der Woche, verbunden mit der Unfähigkeit, ohne elterliche Hilfen allein wieder einzuschlafen
- Nächtliche Aufwachperioden im Durchschnitt länger als 20 min
- Phasenverschiebung in der zirkadianen Verteilung der Schlaf-Wach-Phasen
- Beeinträchtigung der Wachbefindlichkeit

15.2.1 Psychisch-psychiatrisches Krankheitsbild

Auch bei den Schlafstörungen können die bereits beim Schreien beschriebene familiäre Situation und die Interaktion zwischen den Eltern eine große Rolle für den Säugling und auch für die Symptomatik des Schlafens spielen. Auch hier muss diese immer individuell erarbeitet werden. Zusätzlich spielen natürlich Handling-Empfehlungen und die richtige Schlafhygiene eine große Rolle. So sollte ein angenehmes Klima herrschen, der Säugling ein eigenes Bett in der Nähe des elterlichen Schlafzimmers haben, geregelte Bettgehzeiten sollten eingehalten werden, Bettgehrituale sollten eingeführt werden, und natürlich sind Stress, Streit oder Drohungen nicht sehr förderlich.

Im Kleinkindalter spielen meist diverse Ängste eine große Rolle. Zentral ist meist jedoch die Angst vor dem Alleinsein. Im Schulalter können Schulängste und Sorgen hinzukommen. Die Ursachen dieser Ängste sind auch immer individuell sehr unterschiedlich und sollten mit den Eltern gemeinsam erarbeitet werden.

15

15.2.2 Somatische Differenzialdiagnosen

Da besonders in den ersten 3–6 Lebensmonaten die Schlafstörung mit exzessivem Schreien verbunden ist, gilt hier auch die oben beschriebene somatische Differenzialdiagnostik von exzessivem Schreien.

Insgesamt können sehr viele somatische Erkrankungen auch eine Schlafstörung verursachen. Meist weisen diese Erkrankungen aber noch andere Symptome auf und sind insofern nicht allzu schwer abzugrenzen. Zu den Differenzialdiagnosen gehören neurologische Erkrankungen, wie z. B. die Meningitis, neurodegenerative Erkrankungen, Epilepsieformen oder das Kleine-Levin-Syndrom.

Weiter gibt es verschiedene Formen von Myopathien und neuromuskuläre Erkrankungen, die auch für eine Schlafstörung verantwortlich sein können. Dabei geht es meistens um eine eingeschränkte Atmung im Schlaf. Ebenso sind Erkrankungen der oberen Atem- und Luftwege sowie der Lunge differenzialdiagnostisch mit einzubeziehen. Im Säuglingsalter kann auch ein gastroösophagealer Reflux zu Schlafstörung führen.

Obstruktive Schlafapnoe

Im Kindesalter können hypertrophe Adenoide und/oder Tonsillen zu einer Obstruktion der Atemwege und im Schlaf folglich zu Schlafapnoen führen. Meist gehen die Apnoen mit einer vermehrten Atemarbeit einher und einer schlechten Schlafqualität. Oft bekommt man durch die Anamnese Hinweise auf berichtetes Schnarchen oder eine Mundatmung.

Kleine-Levin-Syndrom

Eine seltene Erkrankung, die vermutlich eine genetische Ursache hat, ist das Kleine-Levin-Syndrom. Als Differenzialdiagnose einer Schlafstörung im Rahmen einer Regulationsstörung ist es allerdings eher sehr unwahrscheinlich. So liegt der Median des Beginns der Symptome bei dem 15. Lebensjahr und betrifft meist männliche Jugendliche. Die Symptomatik ist ein periodisch erhöhtes Schlafbedürfnis, bei denen die Betroffenen den größten Teil des Tages schlafen und täglich nur 1–2 Stunden wach sind. Während dieser Zeit sind die Betroffenen in der Regel auch verhaltensauffällig und lethargisch.

15.3   Fütterstörungen

Fallbeispiel 15.3: Gedeihstörung

Eine Mutter stellt sich in der Ambulanz mit ihrem Kind vor. Sie berichtet, dass ihr Sohn Benjamin, jetzt 19 Monate alt, nicht richtig zunehmen würde. Dies ginge eigentlich seit dem 6. Lebensmonat so. Da ich mich für den 6. Lebensmonat wegen des Beginns der Beikost und einer eventuellen Nahrungsmittelunverträglichkeit interessiere, erkundige ich mich nach dem Abstillen. Zu meiner Überraschung sagt die Mutter, dass sie noch nicht abgestillt habe und Benjamin eigentlich nichts anderes »esse« als ihre Muttermilch. Benjamin, auf dem Schoß der Mutter sitzend, fängt auch im Erstgespräch an, so lange auf ihre Brust zu schlagen, bis sie ihr Hemd hochzieht und er gestillt wird. Gleich betont die Mutter, dass sie sich erkundigt habe und dass Langzeitstillen etwas Gutes sei. Ihr 4-jähriger Sohn werde übrigens auch noch gestillt. Aber sie diskutiere gerade mit ihm, dass sie das nun ab Ende des Monats beenden würden. Bisher konnte sie es nicht über das Herz bringen ihn abzustillen, da ja der kleine Bruder noch gestillt werde. Weiter berichtet die Mutter, dass Benjamin auch schon eine Eisenmangelanämie habe. Im weiteren Gespräch zeigt sich, dass sie früher selbst an einer Essstörung gelitten hat und es nicht schafft, sich den massiven Forderungen der Kinder gestillt zu werden zu widersetzen.

Vorübergehende Fütterstörungen sind im Säuglings- und Kleinkindalter häufig und haben keinen Krankheitswert. Um von einer Fütterstörung zu sprechen, muss die Problematik länger als einen Monat als problematisch empfunden werden.

Objektive Kriterien für eine Fütterstörung sind eine Dauer der Fütterung von mehr als 45 min und/oder ein Intervall zwischen den Mahlzeiten von weniger als 2 Stunden. Zusätzlich muss natürlich auf das Gewicht geachtet werden. So sind ein Gewichtsstillstand von mindestens 2 Monaten und ein Perzentilenknick ein Hinweis auf eine Gedeihstörung. Bei einem Gewichtsverlust unter der 3. BMI-Perzentile ist besondere Vorsicht angebracht und eine stationäre Einweisung in eine Kinderklinik ist in Erwägung zu ziehen.

15.3.1 Psychisch-psychiatrisches Krankheitsbild

Auch bei den Fütterstörungen können die bereits beim Schreien beschriebene familiäre Situation und die Interaktion zwischen den Eltern eine große Rolle für den Säugling und auch für die Essproblematik spielen. Wie man aus dem Fallbeispiel erkennen kann, spielt bei den Fütterstörungen wahrscheinlich eine evtl. vorhandene psychische Auffälligkeit der Mutter eine besonders große Rolle. Auch hier muss wieder individuell ein Verständnis für die Familie erarbeitet werden. In dem Fallbeispiel besteht wahrscheinlich eine große Angst, dass das Kind das Abstillen als Ablehnung erleben könnte und dies von Mutter nicht ausgehalten wird. Natürlich können noch zahlreiche andere Faktoren sowie innerpsychische Konflikte der Mutter dazu führen, nicht abzustillen. In dem hier beschriebenen Fallbeispiel könnte man auch über den mütterlichen »Stillgewinn« nachdenken. Es drängt sich der Gedanke auf, dass hier das Stillen nicht mehr gut für das Kind, sondern gut für die Mutter ist. So könnte dies beispielsweise im Sinne eines Partnerersatzes gesehen werden.

15.3.2 Somatische Differenzialdiagnosen

Gedeihstörung

Als Gedeihstörung bezeichnet man ein Abknicken von der dem Kind und seinem Alter entsprechenden Gewichtsperzentile. Es wird auch von einem Kreuzen der Perzentilen gesprochen. In der Folge bleibt häufig das Längenwachstum, seltener bei jungen Säuglingen auch das Kopfwachstum zurück. Insofern kann schon von einer Gedeihstörung gesprochen werden, wenn die Kinder noch über der 3. BMI-Perzentile liegen, aber der Gewichtsverlauf die Perzentilen gekreuzt hat.

Insgesamt sind Gedeihstörungen in der Kinderheilkunde sehr häufig. Sie können Hinweise auf eine schwerwiegende oder chronische Erkrankung, evtl. aber auch Folge einer psychosozialen Beeinträchtigung sein. Dies macht dieses Symptom so schwer einschätzbar. Aufgrund der Gefahr, eine schwere somatische Erkrankung zu übersehen, sollte als erstes immer eine ausführliche somatische Diagnostik erfolgen.

Die schwerste Form der Mangelernährung ist der Marasmus. Bei massivem Proteinmangel baut hierbei der Körper eigene Proteine ab und in der Folge entsteht Aszites, eine Flüssigkeitsansammlung im Bauch, die diesen fälschlicherweise gefüllt aussehen lässt. Allerdings wird auch hier die Überschneidung mit der psychosozialen Versorgung deutlich wenn man sich anschaut, dass bereits René Spitz (1996, [1]1965) bei (vermutlich) gesunden Heimkindern infolge einer völligen Deprivation einen Marasmus beschrieben hat.

Bei der Diagnostik ist die ausführliche Anamnese am wichtigsten, aber auch eine Beobachtung des kindlichen Essverhaltens kann zahlreiche Aufschlüsse geben. So muss in der Anamnese geschaut werden, ob als mögliche Ursache eine verminderte Nahrungszufuhr, erhöhte Nährstoffverluste oder ein erhöhter Energieverbrauch vorliegen. Durch die Beobachtung und Anamnese, ggf. auch durch ein Nahrungsprotokoll erfährt man, ob eine verminderte Nahrungszufuhr vorliegt. Manchmal ist auch eine (idealistisch motivierte) Fehlernährung ursächlich. Hinweise darauf kann eine Blutentnahme mit Ferritin- und Vitamin-B12-Bestimmung liefern.

Bei gestillten Kindern, wie in Fallbeispiel 15.3, könnte man über ein Wiegen des Kindes vor und nach dem Stillen herausfinden, wie viel Muttermilch das Kind eigentlich zu sich nimmt.

Vermehrter Verlust kann über Erbrechen, Durchfälle, Zuckerverlust über die Nieren (Diabetes mellitus) oder Fettausscheidung im Stuhl erfolgen. Weitere Erkrankungen sind in ◨ Tab. 15.1 aufgeführt.

Aphten

Aphten im Mund sind schmerzhafte Defekte der Schleimhaut, die im Kindesalter sehr häufig sind. Bei einer Inspektion sind sie relativ leicht zu identifizieren. Manchmal schmerzen die Aphten allerdings so sehr, dass die Kinder das Essen verweigern. Ursächlich für die Aphten sind meist Bakterien, insbesondere Streptokokken. Auch Viren werden als Ursache diskutiert.

◨ **Tab. 15.1** Ursachen für Gedeihstörungen im Säuglings-Kleinkindalter

Verminderte Nahrungszufuhr	Erhöhte Nährstoffverluste	Erhöhter Energieverbrauch
Psychosozial	Gastroösophageale Refluxerkrankung	Mukoviszidose
Fehlernährung	Pylorushypertrophie	Hyperthyreose
Zöliakie	Chronischer Volvolus	Stoffwechselerkrankungen
Kuhmilchintoleranz	Mukoviszidose	Tumorerkrankungen
Angeborene Syndrome (z. B. Williams-Beuren-Syndrom)	Allergische Enterokolitis	Kardiologische Erkrankungen
Verminderte Muttermilch bei vollgestillten Kinder (Verhungern an der Brust)	Laktasemangel	
	Gastroenteritis	
	Androgenitales Syndrom	
	Zöliakie	
	Morbus Crohn/Colitis ulcerosa	
	Lambliasis	
	Diabetes mellitus	

Wenn die Aphten immer wieder auftreten, spricht man von einer **chronisch rezidivieren-den Aphthose.** Die Behandlung der Aphten ist symptomatisch mit schmerzstillenden Gels wie beispielsweise Lidocain. Aphten können allerdings beispielsweise auch durch Eisenmangel, Lupus erythematodes, Morbus Crohn, Morbus Behcet oder eine Zöliakie verursacht werden.

Stomatitis aphtosa

Die Stomatitis aphtosa wird typischerweise durch das Herpes-simplex oder Coxsackie-Virus verursacht. Meist tritt die Erkrankung bei Kindern zwischen 10 Monaten und 3 Jahren auf und beginnt oft mit hohem Fieber. Erst nach 2–3 Tagen beginnt häufig auch das Zahnfleisch anzuschwellen und später kommt es zu den Aphten im Mundbereich.

Die Diagnose und Abgrenzung zur Fütterstörung ist aufgrund des Fiebers und der Efflores-zenzen in der Mundhöhle einfach. Auch die Behandlung der Stomatitis aphtosa ist symptoma-tisch mit betäubenden Gels. Meist ist dadurch auch die Nahrungsaufnahme wieder möglich.

Tonsillitis

Auch die Tonsillitis ist eine infektiös bedingte Entzündung in der Mundhöhle, die das Schlu-cken und damit das Füttern erschweren kann.

Am häufigsten sind Streptokokken für eine Tonsillitis im Kindesalter verantwortlich und eine antibiotische Therapie führt zur schnellen Besserung der Symptomatik. Die Erkrankung ist ansteckend und sehr häufig, da es sich um eine Tröpfcheninfektion handelt.

Neben den Streptokokken können auch andere Bakterien oder Viren für die Tonsillitis verantwortlich sein: Pneumokokken, Staphylokokken, Haemophilus influenza, Epstein-Barr-Virus und andere.

Choanalatresie

Eine Ursache für eine Fütter- und besonders eine Stillproblematik kann eine Choanalatresie sein. Bei der Choanalatresie sind die Choanen, die hintere Nasenöffnung, angeboren entweder membranös oder knöchern verschlossen. Diese Fehlbildung kann beidseitig auftreten, aber auch nur eine Seite betreffen. Bei der Erstversorgung fiel diese Fehlbildung besonders früher oft auf, da Neugeborene noch vor einigen Jahren immer bei der Erstversorgung nasal mit einem weichen Katheter abgesaugt wurden. Um den Säugling dadurch nicht unnötig von der Mutter zu trennen und ihn nicht diesem unangenehmen Procedere auszusetzen, gehört dies immer weniger zur Routineuntersuchung. Dementsprechend fällt ein Neugeborenes mit einer Choa-nalatresie meist erst beim Anlegen und beim ersten Stillen auf, da für das Trinken an der Brust die Nasenatmung notwendig ist. Diese Kinder schaffen es nicht ruhig an der Brust zu trinken und schreien natürlich viel und werden unruhig. Es kann bei den betroffenen Neugeborenen beim Trinken aber auch zu Atemnot und lebensbedrohlichen Zuständen kommen und das Krankheitsbild ist deshalb als ein Notfall anzusehen.

Während die beidseitige Choanalatresie meist bereits kurz nach der Geburt auffällt, zeigt sich die einseitige Fehlbildung evtl. erst im weiteren Verlauf durch Stillprobleme.

Die Therapie erfolgt in der Kinderklinik/Kinderchirurgie.

Literatur

Spitz R (1996) Vom Säugling zum Kleinkind. Naturgeschichte der Mutter-Kind-Beziehungen im ersten Lebensjahr, Klett-Cotta, Stuttgart (engl.Erstveröff. 1965)

Serviceteil

N. Charlier, *Somatische Differenzialdiagnosen psychischer Symptome im Kindes- und Jugendalter*,
DOI 10.1007/978-3-662-48776-1, © Springer-Verlag Berlin Heidelberg 2016

Stichwortverzeichnis

Printed in the United States
By Bookmasters